Experimentelle Medizin, Pathologie und Klinik

Band 24

Herausgegeben von

R. Hegglin · F. Leuthardt · R. Schoen · H. Schwiegk
A. Studer · H. U. Zollinger

Wilhelm Eickhoff · Claus Herberhold

Die Lymphbahnen der menschlichen Schilddrüse

Morphologie, Angiographie, Biochemie, Funktion

Mit 32 Abbildungen

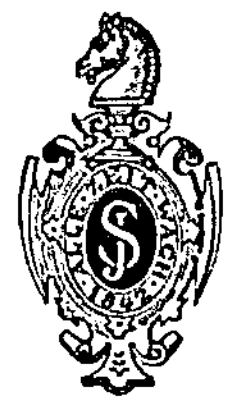

Springer-Verlag Berlin Heidelberg GmbH 1968

Dr. Wilhelm Eickhoff,
apl. Professor der Medizinischen Fakultät der Universität Münster/Westfalen
und Leiter des Pathologischen Instituts, Bezirksprosektur Duisburg,
Am Bethesda-Krankenhaus

Dr. Claus Herberhold,
jetzt Abteilung für Hals-Nasen-Ohrenkrankheiten der Medizinischen Fakultät
der Rhein.-Westf. Technischen Hochschule Aachen

ISBN 978-3-662-21799-3   ISBN 978-3-662-21798-6 (eBook)
DOI 10.1007/978-3-662-21798-6

Library of Congress Catalog Card Number 68-9506.

Die Wiedergabe von Gebrauchsnamen, Handelsnamen, Warenbezeichnungen usw. in diesem Werk berechtigt auch ohne besondere Kennzeichnung nicht zu der Annahme, daß solche Namen im Sinne der Warenzeichen- und Markenschutz-Gesetzgebung als frei zu betrachten wären und daher von jedermann benutzt werden dürften.
Titel-Nr. 6547

Vorwort

Die vorliegende Schrift enthält die Ergebnisse aus Untersuchungen des Lymphbahnapparates der Schilddrüse. Die Mehrzahl der Originalarbeiten wurde mit Unterstützung der Deutschen Forschungsgemeinschaft ausgeführt. Soweit funktionelle und thematische Zusammenhänge bestanden, wurden auch Halslymphbahnen in die Untersuchungen miteinbezogen. Es erschien angebracht, über die Beschreibung der eigenen Befunde hinaus einen Überblick über den heutigen Wissensstand zum thyreoidalen und zugehörigen cervicalen Lymphsystem zu geben, da Einzelergebnisse hierzu noch weit verstreut liegen. Grund für eine umfangreichere Schilderung historischer Daten über dieses synergistische Lymphbahnsystem war das Fehlen eines derartigen Berichtes im Schrifttum.

Die kürzlich erfolgte Gründung der Gesellschaft für Lymphologie ist Ausdruck der Bestrebungen, in koordinierter Arbeit verschiedener Fachdisziplinen das Lymphbahnsystem zu erforschen. Einen Beitrag hierzu zu liefern, war uns Anlaß, über das von uns untersuchte Teilgebiet zusammenfassend zu berichten.

Duisburg, im Frühjahr 1968   Die Verfasser

Inhaltsverzeichnis

A. Einleitung

Systematische Zusammenhänge in ihrem Wesen und in ihrer Bedeutung zu erkennen, ist besonders schwierig, wenn sie sich unter verschiedenen Formen präsentieren. Man weiß, daß bereits in den Anfängen der Medizin Kenntnisse über die Lymphgefäße vorhanden waren, diese aber in der Zeit nach *Galen* in völlige Vergessenheit gerieten, da man ihre Bedeutung für die Anatomie des Körpers nicht erfassen konnte. Erst im 17. Jahrhundert stieß man erneut auf dieses eigenartige Gefäßsystem bei Säugetieren und bei Menschen. Jetzt erst vermochte man, die zunächst spärlichen Beobachtungen und die sich dann rasch häufenden Beschreibungen zu ordnen und auf das „System der Lymphbahnen" zu beziehen. Diese Zeit einer Wissensrenaissance des Lymphgefäßsystems nennt BARTELS [11], einer der großen Kenner der Lymphbahnen zu Beginn unseres Jahrhunderts, eine der „reizvollsten Epochen der medizinischen Geschichte, da eine wirkliche Entdeckung" sich ereignet habe.

A 1. Allgemeine historische Daten zum Lymphgefäßsystem

Die maßgeblichen frühen Arbeiten und Bilddokumentationen über das Lymphgefäßsystem oder seine Abschnitte schufen ARISTOTELES [2], PECQUET [205], FALLOPIUS [83], EUSTACHIUS [80], ASELLIUS [4], BARTHOLINUS [13], RUDBECK [234] und NUCK [194]. Abhandlungen über die Geschichte des Lymphgefäßsystems sind überraschend selten im Schrifttum zu finden. Einige Daten zur Entdeckung dieser Gefäße geben zwar mehrere Autoren, aber lückenlose, historisch ausgerichtete Beschreibungen werden nur von MASCAGNI [175], CRUIKSHANK [48], HIS [120], TIGERSTEDT [277], BARTELS [11], JOSSIFOW [131], SHDANOW [251] und RUSZNYÁK et al. [237] verfaßt. Speziell über die Lymphbahnen des Halses oder der Schilddrüse liegen bis heute keine zusammenfassenden Berichte vor.

A 2. Die thyreoidalen und cervicalen Lymphbahnen

Das thyreoidale Lymphbahnsystem besteht aus den intraorganellen und den abführenden Lymphwegen, die in das cervicale Gefäßnetz einmünden. Diese beiden Bahnetappen unterscheiden sich durch morphologische und funktionelle Eigenschaften. Die jeweiligen Zeitabschnitte, in denen diese

beiden Bahnnetze entdeckt, beschrieben und weiter untersucht wurden, sind
durch ein Jahrhundert getrennt. Bis zur Zeit RUDBECKS (1630—1702) und
BARTHOLINUS (1616—1680) stammten die Kenntnisse über das Lymphbahnsystem zum größten Teil aus Direktbeobachtungen an Tieren, die in
bestimmter Zeit nach Nahrungsaufnahme getötet worden waren und bei
denen die Lymphbahnen als „vasa lacteosa" oder „vasa chylifera" impo-
niert hatten. Mit zunehmender Variation der Injektionstechnik gelang es
dann aber auch, die Lymphgefäße entgegen ihrer Strömungsrichtung zu
füllen und so periphere Bahnverzweigungen sichtbar zu machen. Die Darstellung intraorganeller und organzugehöriger Lymphbahnnetze sowie deren
Verbindungen mit den großen Lymphstämmen des Körpers wurde dagegen
erst beträchtlich später durch die sog. intraparenchymatöse Farbstoffinjektion in die entsprechenden Organe mit nachfolgender Lymphbahnanfärbung
oder durch Anlegen von Ligaturen an abführende Organvenen oder an son-
stigen Organableitungen (z. B. Ureter) erreicht. Durch solche Kunstgriffe
konnte die sog. physiologische Injektion (retrograde Gefäßauffüllung;
Selbstinjektion) der Lymphwege erreicht werden.

OLAUS RUDBECK [234] hatte als erster die Lymphbahnnetze des Abdo-
mens und des Thorax untersucht und genau beschrieben. Unter seiner Auf-
sicht versuchten seine Schüler die Lymphbahnabschnitte der Körperperipherie zu erkunden. 1661 erschien die Disputation von OLAUS FROGELIUS
[94] aus der Schule RUDBECKs, in der u. a. als neues Verbreitungsgebiet von
Lymphbahnen erstmals die Halsregion genannt wurde. Dementsprechend
deklarierte FROGELIUS seine Beobachtungen: „propterea ... cervicales voco
glandulas".

Nun galt es, die Verbindungen dieses Halslymphgefäßsystems mit dem
Ductus thoracicus bzw. dem Venensystem zu finden und näher zu bestimmen. Zu diesem Fragenkomplex machte 1695 ANTONIUS NUCK [194], der
erstmalig Quecksilber als Injektionsmasse zur Lymphbahndarstellung an-
gewandt hatte, in seiner Abhandlung „In adenografiam curiosam et uteri
foeminei anatomen novam" nähere Angaben:

„ut a partibus capitis externis incipiam; varios aliquando notavi canaliculos
lymphaticos sub cute genas exornantes, et recta pone aures in glandulas mucosas
lympham suam evomentes, ut inde in lymphatica ingularia et sic parvo in subclaviam unam et alteram lympham deponant. Capitis collique postica suis superbire
lymphaticis, glandulae novae sub occipitis et cervicis cute delitescentes (quasquas
propterea „occipitales" et „cervicales" voco glandulas) distincte demonstrabunt".

Etwa 100 Jahre später (1757) widmete A. VON HALLER [107] in seinen
„Elementa physiologiae corporis humani" weite Abschnitte des ersten
Bandes der Beschreibung des Lymphsystems. Die Daten HALLERS zum cervicalen Bahnnetz gehen sehr ins einzelne, die Beschreibungen sind genau,
bringen aber im Vergleich zu NUCK keine wesentlichen Neuigkeiten. Be-
wundernswert sind die beiden Bände der „Experimental inquiries" von

WILLIAM HEWSON [117], die 1774 in London erschienen. Der 2. Band gibt eine Beschreibung des Lymphsystems „beim Menschen und anderen Säugetieren". Die exakte Wiedergabe der durchgeführten Experimente, das zielsichere Deutungsvermögen ihrer Ergebnisse bei sachlicher Diskussion bereits vorhandener und eigener Befunde erfreuen und fesseln. Bei Fehlen entsprechender, spezifischer Untersuchungsmethoden schließt HEWSON jedoch aus vielen Einzelbeobachtungen sicher auf funktionelle und anatomische Eigenschaften der Lymphbahnen.

Darüber hinaus berichtete er als erster über die Möglichkeit der sog. physiologischen Injektion zum Zwecke der Lymphbahndarstellung, speziell der intraorganellen Bahnen, durch eine gemeinsame Ligatur von Blut- und Lymphgefäßen einer Region. Die menschlichen Halslymphbahnen erfahren eine genaue Beschreibung. Der Autor erwähnt ihre Nachbarschaft zur Arteria carotis und zur Vena iugularis. Erstmals wird von einem Truncus lymphaticus iugularis gesprochen. Die Rolle der Halslymphknoten in der Pathologie und die Verhältnisse am Venenwinkel (... angle between the iugular and the subvlavian veins ...) werden erläutert. Bei seinen Injektionsversuchen ging dieser Autor einen bedeutsamen Schritt weiter als seine Voruntersucher. Er injizierte nämlich Luft ins Schilddrüsenparenchym und erreichte damit erstmals die Füllung und Darstellung von thyreoidalen Lymphbahnen. Wenn auch später mit subtilerer Technik von anderen Autoren bessere Resultate erzielt werden konnten, so vermochte aber HEWSON bereits das Wesen des thyreoidalen Lymphbahnnetzes klar zu umreißen: es ist an der Organoberfläche äußerst dicht und engmaschig, die abführenden Bahnen entspringen hier an bestimmten Orten und streben dann den cervicalen Lymphgefäßen zu:

„the glandula thyreoidea has many lymphatic vessels, which can sometimes be inflated by blowing air into the cells of the gland: these vessels pass on that side of the trachea, one part going into the angle of the right subclavian and iugular vein, and the other joining the ...".

Nur wenige Jahre später (1787) erschien das berühmte Werk P. MASCAGNIS „Vasorum lymphaticorum corporis humani historia et ichnografia" [175]. Neben dem wohlformulierten Text rufen die großflächigen Kupfertiefdrucke, die in bewundernswerter Feinheit und Sorgfalt geschaffen sind, Erstaunen und Hochachtung hervor. Jede Einzelheit kommt auf den Abbildungen zur Darstellung und wird in einem Verweisblatt besonders beschrieben.

MASCAGNI teilte die Halslymphgefäße in oberflächliche und tiefe Bahnen ein und gab an, daß die tiefen vom Cerebrum und anderen Teilen des Kopfes und Halses herkommen würden. Neben der diffizilen Beschreibung aller Einzelheiten im Halsbereich sind seine Angaben über die Mündung der Halslymphbahnen in die großen Lymphstämme bedeutsam.

„Ex infimis glandulis, quo se redunt nonnulla vasa ex artubus superioribus, et ex pectoris cavitate ut innuimus prodeuntia, maximus quidam emergit truncus, qui in sinistro latere nonnumquam pone jugularem internam oblique antrorsum descendit, atque in ductum thoracicum influit, dum pone subclaviam ex pectore in collum transit. Saepius vero idem truncus separatim se exonerat in venas sanguineas, aut in angulo ex confluxu jugularis internae et subclaviae enascente cum ductu thoracico, vel proxime ad ipsius ostium in venam subclaviam. Dexter porro, qui ex glandulis similem habet originem in ingularis internae, et subclaviae hujus lateris angulum, sive separatim, sive cum trunco maximo ex confluxu lymphaticorum axillarium ejusdem lateris enato terminatur… Truncus denique, qui ex glandulis jugularis internae divisioni appositis oritur, et per glandulas lateri interno ejusdem venae accumbentes trajicitur, sinistrorsum vel in ductum thoracicum prope ipsius terminum, vel in jugularem internam se immittit; dextrorsum sive cum praedictis ex iisdem glandulis prodeuntibus communi ostio in angulum memoratum, sive paullo supra in ipsam jugularem internam definit."

Neben der Beschreibung des cervicalen Lymphbahnsystems findet man bei MASCAGNI [175] Hinweise auf die Lymphgefäße der Schilddrüse. Nach ihm liegen die Ursprungsorte der thyreoidalen Bahnen am oberen und unteren Pol des Organs und werden folgendermaßen beschrieben:

„… ac superiore glandulae thyroideae adeunt glandulas, quae aut inter ingulares et glandulam thyroidem, aut supra jugulares jacent, vel directe, vel aliis prius trajectis glandulis, quae cartilagini thyroidi, atque cricoidi accumbunt. Cetera ab ima glandulae thyroideae sede, vel coadunantur in glandulas tracheae superne accumbentes, ut cum iis consocientur, quae ex pulmonibus, et ex glandula iuguli huc adveniunt, ac dein truncis communibus sub jugularem internam in glandulas inferiores colli se immittant, vel directe ante aut pone iugularem internam ad has glandulas tendunt."

CH. F. LUDWIG aus Leipzig [167] übertrug die Beschreibungen von MASCAGNI ins Deutsche (1789), ergänzte sie durch überaus zahlreiche Einzelberichte späterer Autoren und schuf so eines der umfangreichsten bibliographischen Werke über die Lymphbahnen.

Nach diesen grundlegenden Veröffentlichungen fehlen dann über ein Jahrhundert lang weitere Angaben zum cervicalen und thyreoidalen Lymphbahnnetz. Erst die Monographie von TEICHMANN [274] aus dem Jahre 1861 setzt die Reihe der Berichte fort. Allerdings ist seine Beschreibung des Lymphbahnsystems sehr summarisch gehalten. Lymphbahnen der Schilddrüse erwähnt er nicht, er sagt nach spezifischen Ausführungen zu einigen anderen Organen nur, daß es ihm „an vielen Organen … bislang trotz wiederholter Versuche nicht gelungen" sei, „entscheidende Resultate zu gewinnen".

Im Gegensatz zu TEICHMANN stammen von BOÉCHAT (1873) sehr genaue Beobachtungen über die Art der abführenden thyreoidalen Lymphbahnen beim Hund [29]. Der Verfasser bringt erstmalig klar zum Ausdruck, daß ein Gesamteindruck vom thyreoidalen Lymphbahnsystem nur zu erhalten sei, wenn man sich der interstitiellen Injektion, d. h. der Einspritzung von Farbstoffen ins Schilddrüsenparenchym, bediene. Neben der

Charakterisierung des intrathyreoidalen Lymphbahnnetzes liest man bei
BOÉCHAT eine genaue Beschreibung des Systems der abführenden thyreoidalen Bahnen. Wie bei HEWSON werden die wesentlichen Eigenschaften
dieses Bahnnetzes, in diesem Fall für die Verhältnisse beim Hund, deutlich
hervorgehoben: das Gefäßnetz der Schilddrüsenoberfläche ist sehr dicht;
konstante Lymphgefäßabgänge bestehen von der Oberkante des Schilddrü-
senisthmus, den Seitenkanten des Organs sowie den unteren Polen; die
Lymphbahnen ziehen teils allein, teils in Anlehnung an die Blutgefäße der
Schilddrüse zu den regionären Lymphknoten.

Bei der Aufzählung von Daten zum Lymphgefäßsystem wird häufig
nicht ausreichend berücksichtigt, daß die Anfüllung dieser Gefäße und damit ihre Darstellung von erheblichen Schwierigkeiten methodischer Art be-
gleitet ist und nur unter Beachtung vieler Voraussetzungen gelingen kann.
Diese Schwierigkeiten, besonders in der Darstellung von organzugehörigen
Lymphbahnen, werden durch PH. C. SAPPEY [240] angedeutet. Dieser Autor
macht in seinem großartigen, 1885 erschienenen Werk „Description et
iconografie des vaisseaux lymphatiques considérés chez l'homme et les
vertébrés" darauf aufmerksam, daß die Injektion (mit Quecksilber) der
thyreoidalen Lymphbahnen sehr schwer und ihm ihre Präparation nicht
gelungen sei. Um diese Schwierigkeiten zu umgehen, übertrug SAPPEY die
Verhältnisse vom Hund auf den Menschen und schrieb, daß das Lymphbahnsystem der Schilddrüsen beider Species gleich ausgebildet sei.

„Chez l'homme, les vaisseaux lymphatiques du corps thyroide sont difficiles à
injecter. Les veines de cette glande sont si nombreuses et d'un calibre si considérable
que le mercure tombe presque toujours dans leur cavité. Quelquefois, cependant,
il pénètre simultanément dans les veines et dans les lymphatiques; on peut aper-
cevoir alors quelques traces des ceuxci. Mais je n'ai pas réussi, jusqu'à présent, à
en faire une préparation assez complète pour les faire représenter. J'ai pu con-
stater, toutefois, qu'ils se comportent chez l'homme comme chez les carnassiers. Or
chez le chien et chez l'ours, leur étude est très facile. L'anatomie comparée, sur ce
point, de même que sur beaucoup d'autres, vient éclairer l'anatomie humaine."

Mit der Einführung eines neuartigen Farbstoffgemisches zur Lymphgefäßdarstellung durch GEROTA (1896) kommt eine gewisse Einheitlichkeit
in die Befundberichte zur Darstellung des thyreoidalen Lymphbahnnetzes.
Es erscheint somit nicht angebracht, jede einzelne der zahlreichen Veröffentlichungen ausführlich zu besprechen, wenngleich jede ihre eigenen Reize besitzt und zu manchem Randproblem klare Aussagen macht. Es mag ein
Überblick über die Entwicklung eines Wissensgutes genügen, der am deut-
lichsten wird, wenn wesentliche Entwicklungsstufen aufgezeigt werden. Dementsprechend sollen die Arbeiten des Schrifttums mit weitgehend sich dek-
kenden Aussagen gerafft wiedergegeben werden.

An der Wende zum 20. Jahrhundert sind die bedeutendsten Arbeiten
zum thyreoidalen und cervicalen Lymphsystem an die Namen MOST [180,
181, 182] und BARTELS [10, 11] gebunden. Daneben nahmen Autoren wie

BAUM [16, 17], EHRHARDT [69], McCLURE u. SILVESTER [177] gleichzeitig
noch zu wesentlichen Teilproblemen Stellung.

Nach den Veröffentlichungen von MOST [180, 181, 182] und BARTELS
[10, 11] ergab sich eine übereinstimmende Anschauung vom menschlichen
extrathyreoidalen und cervicalen Lymphgefäßapparat. Allerdings ist zu
berücksichtigen, daß BARTELS an Erwachsenen keine Darstellungsversuche
gelangen und sich seine und MOSTs Beschreibungen auf die Verhältnisse bei
Feten und Neugeborenen beziehen. Vier Ursprungsstellen für die abführenden Schilddrüsenlymphbahnen werden unterschieden. Vom Ober- und Unter-
rand des Isthmus sowie von den angrenzenden Teilen der Seitenlappen entspringen Bahnen und streben zu den prälaryngealen bzw. caudal zu den
prätrachealen Lymphknoten. Beide Lymphknotengruppen entsenden wiederum Gefäße, die etwa in vertikaler Richtung die oberen und unteren
bzw. supraclaviculären, tiefen cervicalen Lymphknoten erreichen. Drittens
verlassen Lymphbahnen die Schilddrüse an ihrer Rückseite, die über die
peritrachealen Lymphknoten ebenfalls die tiefe cervicale Knotenkette erreichen; zum vierten streben schließlich Lymphstämme von den Seitenteilen
der Schilddrüse direkt oder unter Zwischenschaltung einzelner Knoten zum
Strang der Lymphonoduli cervicales profundi superiores et inferiores. Die
Ansichten der beiden Autoren gehen lediglich darin auseinander, daß nach
MOST [181] die Halslymphbahnen „zum großen Teil dem Verlaufe der
Blutgefäße und besonders denjenigen der Venenstämme entsprechen", während BARTELS [10] meinte, es hätte „nicht den Anschein, als ob die Lymphgefäße bei ihrem Verlaufe sich nach den Blutgefäßen richteten". In Arbeiten und Monographien der nachfolgenden Jahre werden die zitierten Ansichten zusammengefaßt wiedergegeben (JOSSIFOW [131]), teils erfahren sie
wichtige Ergänzungen (MAHORNER et al. [172]; ROSSI [231, 232]).

Die Arbeitsgruppe um MAHORNER [172] erklärte nach der unmittelbar
postmortal erfolgten Injektion von 20 menschlichen Schilddrüsen, daß die
Lymphgefäße die Schilddrüse an drei bestimmten Stellen verlassen würden.

„In man the lymph vessels leave the thyroid gland principally at three different areas: the superior pole, the inferior pole, and the middle of each lobe."

1932 erscheint das berühmte Werk ROUVIEREs über die „Anatomie des
lymphatiques de l'homme" [233a]. Der Verfasser hat eine umfangreiche
Erfahrung auf Grund eigener Injektionsversuche und glaubt, daß es keine
Gefäße gebe, die noch leichter zu injizieren seien — besonders mit der
Methode nach GEROTA [98] —, als die thyreoidalen Lymphbahnen. „Ein
einziger Einstich genügt fast immer, um die Gefäße eines ganzen Lappens
anzufüllen; manchmal sogar die der ganzen Schilddrüse."

Nach unseren eigenen Versuchen an den Schilddrüsen sowohl menschlicher Leichen wie lebender Tiere kann diese Aussage vollauf bestätigt werden. Voraussetzung ist neben dem Gebrauch einer geeigneten Injektionsflüssigkeit die Anwendung
einer geeigneten Injektionstechnik. Doch hierzu später mehr.

Rouviere nennt erstmals sechs Ursprungsgruppen der thyreoidalen Lymphbahnen, wie er sie bei Feten und Neugeborenen fand: die oberen inneren (von der Isthmusoberkante und Teilen der Seitenlappen); die unteren inneren (von der Isthmusunterkante und Teilen der Seitenlappen); die lateralen (oben in Begleitung der oberen Schilddrüsenblutgefäße, unten in Begleitung der unteren Schilddrüsenarterie); die unteren rückwärtigen (von hinteren, unteren Teilen der Seitenlappen) und die oberen rückwärtigen (Hinterfläche der oberen Seitenlappen). Diese Bahnen streben dann zu den prälaryngealen, prätrachealen und tiefen cervicalen Lymphknoten des Halses, entsprechend den Angaben früherer Autoren.

Wesentlich neue Resultate und Gedanken finden sich 1933 und 1934 bei Rossi [231, 232]. Der Autor stellt erstmalig heraus, daß ohne weiteres die bis dahin vorliegende Literatur zum Thema nicht verglichen werden könne, da die Unterschiede im Versuchsmaterial z. T. zu groß seien.

Entsprechend den Resultaten seiner Injektionsversuche teilt Rossi die Säugetiere in 4 Gruppen ein, denen er ein jeweils charakteristisches Verteilungsmuster der thyreoidalen Lymphbahnen zuordnet. In der hier interessierenden 4. Gruppe werden Erinaceiden, Leponiden, Feliden, Caniden, Musteliden und der Homo sapiens gemeinsam aufgeführt. Damit werden erstmals systematische vergleichend anatomische Gesichtspunkte bei Untersuchungen von Lymphbahnen berücksichtigt, während bislang tierexperimentelle Befunde ohne weiteres auf den Menschen übertragen wurden. Die Vorbehalte, die zu diesem Problem zu erheben sind, werden später geschildert.

Ein Vergleich zwischen den abführenden Lymphbahnen der Schilddrüse Neugeborener und Erwachsener lag bis dahin im Schrifttum noch nicht vor. Rossi untersucht die Verhältnisse in beiden Altersstufen und stellt erhebliche, wohl überwiegend quantitative Differenzen fest. Während für die Neugeborenenschilddrüse seine Ergebnisse mit Ausnahme der rückwärtigen Lymphbahnen mit denen von Rouvière in Übereinstimmung gebracht werden können, gibt er für die Ursprungsstellen an der Erwachsenenschilddrüse ein anderes Muster an. Beim erwachsenen Menschen sind nach dem Autor die abführenden thyreoidalen Lymphbahnen in ihrer Anordnung klar definiert und eindeutiger zu charakterisieren als beim Neugeborenen. In erster Linie gibt es nur 2 Gefäßgruppen, eine craniolaterale und eine caudale. Seitliche Gefäßabgänge seien selten. Gefäße an den medialen und cranialen Schilddrüsenanteilen, die zu den prätrachealen Lymphknoten ziehen, werden nicht erwähnt.

Zur gleichen Zeit (1934) berichtete auch Polonskaja [211] über vergleichende Untersuchungen an Schilddrüsen Neugeborener und Erwachsener. Zur besseren Charakterisierung der Lymphgefäße hatte sie zuvor die Arterie der Schilddrüse mit weißer Kreide injiziert. Die altersbedingten Unterschiede in der Ausbildung der Lymphbahnen wurden angedeutet. An ähnlichen Stellen, wie sie von ROUVIÈRE bezeichnet worden waren, lokalisierte auch POLONSKAJA die Abgangsorte der thyreoidalen Lymphbahnen an der Schilddrüsenoberfläche. Die Abbildungen ihrer Befunde können jedoch heute nicht mehr befriedigen.

Die Beschreibung der Lymphbahnsysteme der Schilddrüse und des Halses beim Menschen, die LANZ u. WACHSMUTH [162] in ihrem umfangreichen Werk der „Praktischen Anatomie" (1955) geben, stützt sich zum größten Teil auf die bisher zitierten Autoren. Ihre Darstellung ist dementsprechend in ihren Einzelheiten ausführlich und berücksichtigt die bekannten Tatsachen, ohne daß neue Gesichtspunkte, auch bezüglich der Dokumentation, hinzukommen.

Aus den letzten Jahren kommt einigen Arbeiten russischer Autoren besondere Bedeutung zu, da sie neue Wege der deskriptiv-anatomischen Forschung der Lymphbahnen aufweisen. Einmal untersuchten die russischen Autoren die Zusammenhänge und Gemeinsamkeiten der regionären Lymphwege verschiedener Organ- oder Körperregionen (Larynx-Schilddrüse: SEMEINA [246]; Ganglion nodosum — Halslymphknoten: SEROVA [250]; Schilddrüse — Pharynx — Larynx — Halsvenen: SEMEINA u. ANDRIJUSHIN [248]). Weiterhin gewinnen die Arbeiten dadurch an Wert, daß sie sich auf Untersuchungen an einem großen Zahlenmaterial stützen, womit sie z. T. statistische Aussagekraft gewinnen. So führten SEMEINA u. ANDRIJUSHIN ihre oben erwähnten Versuche an 276 Leichen durch; SHDANOW [252] untersuchte an 100 verstorbenen Menschen die Variationsbreite der Mündungsmöglichkeiten des Ductus thoracicus. Schließlich werden moderne technische Möglichkeiten mit den erprobten Methoden in diesen Arbeiten kombiniert, so daß sich eine sinnvolle Erweiterung bekannter Verfahren ergibt (SHMERLING [263]; SHDANOW [253]). Auch die Altersabhängigkeit des thyreoidalen Lymphbahnnetzes wird beschrieben (SEMEINA [247]; ZAKRZHEVSKII [302]).

Ausgehend von chirurgischer Fragestellung füllten kürzlich (1964) CASIRAGHI et al. [40] die ableitenden thyreoidalen Lymphgefäße mit einem Gerotaschen Farbstoff. Die gewonnene Lymphgefäßklassifizierung deckt sich weitgehend mit der unsrigen.

Von CHEVREL et al. [45] wurde 1965 eine Darstellung der extrathyreoidalen Lymphgefäße gegeben, die die eigenen Beschreibungen (EICKHOFF [71]) nahezu wörtlich bestätigen, ohne sie zu erwähnen. Das Bildmaterial läßt jedoch zu wünschen übrig.

A 3. Die intrathyreoidalen Lymphbahnen

Sucht man in ähnlicher Weise einen Überblick über die historische Entwicklung der Kenntnisse zum intrathyreoidalen Lymphbahnsystem zu erhalten, wie für die ableitenden Gefäße der Schilddrüse und die cervicalen

Bahnen geschehen, so findet man keine kontinuierliche und lückenlose Wissenszunahme. Vielmehr sind die vorliegenden Arbeiten durch unterschiedliche Befunde je nach benutztem Versuchsmaterial, ob tierische oder menschliche Schilddrüsen, ob von Neugeborenen oder Erwachsenen, und je nach der angewandten Methode der Lymphbahndarstellung, ob mit intrathyreoidaler Injektion von Farbstoffen, flüssigen Metallen oder Luft, oder ob durch Lymphbahnstauung nach Unterbindung ableitender Blut- bzw. Lymphgefäße der Schilddrüse gekennzeichnet. Eine einheitliche Vorstellung über das intrathyreoidale System der Lymphwege, insbesondere seiner Anfänge im Schilddrüsenparenchym, liegt nicht vor.

Einige Autoren meinen, daß das intrathyreoidale Lymphbahnnetz perifollikulär beginne, andere wiederum, daß der Beginn um einzelne oder um Gruppen von Follikeln zu suchen sei. Ferner findet man die Auffassung vertreten, daß im perilobulären Bindegewebe sich die ersten Lymphcapillaren befänden. Läßt man die Frage nach dem Beginn der Lymphcapillaren einmal außer acht, so stößt man, wenn man das Schrifttum nach der Topographie der intrathyreoidalen Lymphcapillaren sichtet, erneut auf Uneinigkeit. Nach Auffassung einiger Forscher grenzen die Lymphbahnen unmittelbar an die Follikelwand oder beginnen gar interepithelial, andere finden zwischen Follikelwand und Lymphcapillare eine trennende Bindegewebsschicht. Darüber hinaus sahen manche Untersucher die Lymphbahnen die Blutcapillaren umspinnen, andere berichteten von der gegenteiligen Situation. Weitere mehr ins einzelne gehende Differenzen verschiedener Berichte ließen sich noch aufzählen.

Eine chronologische Aufzählung aller Untersuchungsergebnisse würde daher nur verwirren. Eine bessere Orientierung verspricht der Versuch, die vorliegenden Beschreibungen nach Gemeinsamkeiten gruppenmäßig zu ordnen, wie es bereits früher ausführlich unternommen wurde (HERBERHOLD [114]).

Beschreibungen der Lymphbahnen menschlicher Schilddrüsen veröffentlichten FREY [93]; PEREMESCHKO [206]; BOÉCHAT [29]; SAPPEY [240]; HORNE [122]; PODACK [209]; HÜRTLE [127]; ZIELINSKA [304]; BOZZI [34]; MÜLLER [184]; EHRHARDT [69]; BARTELS [11]. In späteren Jahren untersuchten WILLIAMSON [291]; RIENHOFF [228]; KULENKAMPFF [160]; KANO [135]; SHDANOW [254] und RUSZNYÁK et al. [237] dieses Lymphbahnnetz. Von ihnen stellten nur FREY [93], PEREMESCHKO [206], PODACK [209], MÜLLER [184], EHRHARDT [69] sowie RUSZNYAK und seine Mitarbeiter [237] das intraparenchymatöse Lymphbahnnetz an Schilddrüsen erwachsener Menschen dar. Tierische Schilddrüsen wählten NAWALICHIN [187]; BABER [5, 6]; ZEISS [303]; BIONDI [25]; LANGENDORFF [161]; REGAUD u. PETITJEAN [216]; MATSUNAGA [176]; OTTAVIANI [199]; FÖLDI et al. [89]; SHMERLING [263] und SHDANOW [255].

SHMERLING [263], ROJKO [230] und SHDANOW [255] haben mit ihren Untersuchungen maßgeblich zu einer weitgehenden Klärung der thyreoidalen Lymphbahnen bestimmter Tiere beigetragen. Leitergebnis ihrer Experimente ist, daß Konstruktion und Funktion eines Organs die Architektur und Histotopographie seiner Lymphwege bestimmen.

Das Lymphgefäß der Kaninchenschilddrüse besteht aus einem ununterbrochenen dreimensionalen Netz von Capillaren und Lacunen verschiedener Größe (20—30 µ), die im interfollikulären Bindegewebe verlaufen und jeweils 3 bis 4 Follikel umschließen [255, 230, 263]. Aus diesem Bahnnetz entstehen die kleinen abführenden Lymphbahnen und schließlich die trabekulären Lymphwege (45—155 µ), die ein grobmaschiges Netz bilden und über komplizierte Anastomosen mit dem interfollikulären Netz zusätzliche Beziehungen besitzen. Zum Unterschied zu den Lymphbahnen umgeben die Blutcapillaren jeden einzelnen Follikel. Während ihres Verlaufes zur Organoberfläche bilden die Lymphbahnen dichte Geflechte um die entsprechenden Blutcapillaren.

Über die rein morphologischen Untersuchungen hinaus prüfen die genannten Autoren das thyreoidale Lymphnetz unter Experimentalbedingungen (Hemithyreoidektomie; Thiouracil- sowie Thyreoidingaben). Die Schlußfolgerungen aus diesen Versuchen werden in Übereinstimmung gezogen. Bei der Schilddrüsensekretion wird der Follikelinhalt hydrolysiert und transcellulär in das perifollikuläre Bindegewebe geschleust. Mit Hilfe einer bestimmten Trägersubstanz gelangen dann die spezifischen inkretorischen Stoffe in die Lymphcapillaren. Dadurch wird dem intrathyreoidalen Lymphbahnsystem eine entscheidende aktive Rolle beim Hormontransport zuerkannt.

Ein solch lückenloses Modell wie für das Lymphbahnsystem des Kaninchens gibt das vorliegende Schrifttum für keine andere Tierart. Befunde an Katzen oder Hunden von verschiedenen Autoren beantworten meist nur Einzelfragen, schildern aber nicht in ähnlicher Weise den gesamten Aufbau des Systems.

Die Verhältnisse an der menschlichen Schilddrüse sind vergleichsweise noch weniger klar. In den älteren Arbeiten werden altersabhängige Strukturdifferenzierungen nur in wenigen Fällen durchgeführt (PODACK [209]; BOZZI [34]; MÜLLER [184]; PEREMESCHKO [206]. Die meisten Autoren untersuchten die Schilddrüsen Neugeborener. Weitgehende Übereinstimmung herrscht daher nur über den Verlauf der größeren intrathyreoidalen Lymphbahnen, d. h. über die perilobulären bzw. trabekulären Bahnen. Über den Beginn des Lymphbahnnetzes aber ist man sich nicht einig (KULENKAMPFF [160], RUSZNYÁK et al. [237], SHDANOW [254, 256, 258], SEMEINA [247], ZAKRZHEVSKII [302]).

Nach KULENKAMPFF [160] ist die Follikelbildung bei Neugeborenen noch nicht abgeschlossen. Mehrere Acini, d. h. Ausknospungen der frühen Epithelschläuche, stehen noch in embryonalem, gegenseitigem Zusammenhang. Sie besitzen einen gemeinsamen Zentralkanal, von dem sich in späterer Entwicklung die Follikel abschnüren. Mehrere solcher Acini sind von bindegewebigen Zügen umschlossen und halten sie zu Läppchen zusammen. In diesem Bindegewebe verlaufen die Lymphbahnen, die „ein die ganze

Drüse durchziehendes, geschlossenes System" bilden. Die Lymphbahnen bestehen aus großen Hohlräumen, Sinus bis zu 0,1 mm, welche die Acinusgruppen umgeben. Sie liegen nicht unmittelbar an der Acinuswand, sondern von dieser immer durch Blutcapillaren getrennt. Dieses Sinussystem findet nun seinen Abfluß direkt in die Gefäße der Organkapsel, ohne daß diese in ihrem Verlauf zu Blutgefäßen in irgendeine nähere räumliche Beziehung treten. Eine Beteiligung des Lymphapparates am Hormonabtransport der Schilddrüse hält KULENKAMPFF [160] für unwahrscheinlich.

Während FÖLDI et al. [89] sowie RUSZNYÁK u. Mitarb. [237] ohne Vorbehandlung in der normalen Neugeborenenschilddrüse niemals Lymphbahnen sahen, stellten sie an „makroskopisch völlig normal erscheinenden, von erwachsenen Menschen stammenden Schilddrüsen in sämtlichen Fällen Lymphgefäße" fest. „Anordnung und Verlauf dieser Lymphgefäße waren die gleichen wie beim Hund, auch im Parenchym der menschlichen Schilddrüse schmiegen sich die Lymphgefäße ebenso an die Acini." Weiter werden die Lymphbahnen der menschlichen Schilddrüse nicht charakterisiert.

Es herrscht allgemeine Einigkeit, daß im Alter die Lymphwege nicht mehr so zahlreich sind wie zur Neugeborenenzeit. SHDANOW spricht [254, 256, 258, 261] von einer Reduktion der intraorganellen Lymphcapillaren im Alter durch Hysterese und Dispersionsverminderung der Gewebseiweißkörper in Verbindung mit einer Senkung der Hydrophilie der Grundsubstanz. RUSZNYÁK et al. [237] vermuten, daß gewisse pathologische Veränderungen der Schilddrüse auf eine „Art der Insuffizienz" ihres Lymphgefäßsystems in fortgeschrittenem Lebensalter zustande kommen.

SEMEINA [247] bestätigte diese Ansichten nach dem Vergleich thyreoidaler Lymphwege zur Perinatalzeit, im Erwachsenen- und Greisenalter.

Wie sich das Schilddrüsenparenchym selbst in den verschiedenen Altersklassen verändert, wurde von EICKHOFF [75] und SUGIJAMA [268, 269] in aller Ausführlichkeit beschrieben. Einige Teilfragen werden auf S. 33 noch behandelt.

Aus den vorstehenden Ausführungen ist erkenntlich, daß die Ansichten über die Anfänge des intrathyreoidalen Lymphbahnsystems durchaus nicht einheitlich sind. In erster Linie kann dafür das unterschiedliche Untersuchungsmaterial mitverantwortlich gemacht werden. Wenn SAPPEY [240] die Ergebnisse seiner Darstellungen des abführenden Lymphbahnsystems der Hundeschilddrüse auf die Verhältnisse an der menschlichen Schilddrüse übertrug, oder wenn ROSSI [231, 232] bei bestimmten Säugetieren und beim Menschen ein gleiches Verteilungsprinzip der extrathyreoidalen Lymphbahnen feststellte, so mögen diese Gleichstellungen mit Einschränkungen noch vertretbar sein. Bei Fragen zur Mikroarchitektur der Schilddrüse, insbesondere den Beziehungen des intraparenchymatösen Lymphbahnsystems zu den übrigen Gewebselementen, sind Analogien zwischen den einzelnen Species a priori kaum statthaft.

Nach eigenen umfangreichen Untersuchungen zur tierischen und menschlichen Schilddrüse (EICKHOFF [75]) ist das Strukturprinzip der Schilddrüse (geschlossene Follikelbildung) von Mensch und Tier zwar weitgehend gleich, unterschiedlich aber ist die Art der Follikelanordnung in den Schilddrüsen verschiedener Herkunft. Man findet im Parenchym tierischer Schilddrüsen keine Läppchenbildung, was SHMERLING [263] für das Kaninchen speziell feststellte. Die Einteilung in Lobuli ist dagegen kennzeichnend für den Aufbau der menschlichen Schilddrüse. Nach JOHNSON [128] besitzt sogar jeder einzelne Lobulus eine eigene ernährende Arterie. Für die Architektur des intrathyreoidalen Lymphapparates ist aber gerade dieser Unterschied zwischen menschlicher und tierischer Schilddrüse von wesentlicher Bedeutung, da er eine prinzipiell andere intraorganelle Bindegewebsanordnung bedingt. Dazu muß man weiter feststellen, daß Lymphbahnen sich nur dort finden, wo Bindegewebe — und zwar kollagenes — angelegt ist (KRAUS [153, 156], GRAU [102]). Somit ist von vornherein zu erwarten, daß in der Verteilung der intrathyreoidalen Lymphbahnen sich differierende Befunde an tierischen und menschlichen Schilddrüsen ergeben und daß die an einer der beiden Gattungen erzielten Resultate nicht untereinander deckungsgleich sind. Es wäre demnach zweckmäßiger, bei derartigen Fragen nicht allgemein von *dem* Lymphbahnsystem zu sprechen, sondern sich auf das bei jeder Species typische Bahnnetz zu beziehen.

A 4. Die Nomenklatur der thyreoidalen und cervicalen Lymphbahnen

Die allgemeine Namensgebung der Lymphbahnen stützt sich in erster Linie auf topographische und histologische Gesichtspunkte. Auf Grund bestimmter Unterschiede im Wandaufbau trennt man Lymphcapillaren und Lymphgefäße voneinander. Die Zugehörigkeit von Lymphgefäß-Knotengruppen zu einzelnen Körperabschnitten bestimmen die regionären Determinierungen und die allgemeine Systematik.

Die ersten Termini für die Lymphgefäße sind Ausdrücke, die der sinnenfälligen Gestalt der Gefäße entsprachen: Vasa lacteosa, chylifera, aquosa, serosa u. a. Sie deuten an, daß man über die Beobachtung hinaus den eigenartigen Bahnen keine besondere Bedeutung zuzumessen vermochte. Den Begriff „ductus chyliferus" prägte JOH. VAN HORNE [121]; die Bezeichnung Lymphgefäße dagegen (Vasa lymphatica) benutzte BARTHOLINUS [12] als erster.

Unter einem Lymphgefäß ist eine lympheführende Leitungsbahn zu verstehen. Sie ist durch den ubiquitären Besitz zahlreicher, engbenachbarter Klappen ausgezeichnet, die die typische perlschnurartige Form bedingen. Der histologische Wandaufbau der Lymphgefäße ist dreischichtig und ändert sich in quantitativer Hinsicht in den einzelnen Körperabschnitten infolge unterschiedlicher funktioneller Beanspruchung (HELLMAN [113]; KAJAVA

[134]; MALL [173]; RUSZNYÁK et al. [237]; GELLÉRT et al. [96] und
POBERAI et al. [208]).

Über die histologische Charakterisierung der Lymphcapillaren besteht
seit mehreren Jahren Übereinstimmung. Definitionsgemäß sind Lymphcapillaren diejenigen kleinen, den Lymphgefäßen vorgeschalteten Leitungs-
bahnen, die noch keine Klappen besitzen. Sie kommen hauptsächlich in den
serösen Häuten und parenchymatösen Organen vor. Über diese Begriffs-
bestimmung hinaus blieben als Streitpunkte der Beginn der Lymphcapillaren und ihr Wandaufbau bestehen.

Die Lymphcapillaren beginnen üblicherweise als allseitig geschlossene, blinde,
handschuhfingerartige Röhrchen im Interstitium (McCALLUM [170]; KLEMENSIE-
WICZ [148]; SHDANOW [260]; RUSZNYÁK et al. [237]; BARGMANN [9]; GRAU [102]
u. a.). Nach verschiedenen Angaben sind zeitweilige Öffnungen in der Capillar-
wand anzunehmen (CLARK u. CLARK [46], BARGMANN [9]). KRAUS [153, 156]
spricht von funktionellen „Einlaß-Stomata".
Über die Wandelemente der Lymphcapillaren ist nach jüngsten, z. T. elektro-
nenoptischen Untersuchungen Aufschluß erzielt worden. Eine Basalmembran wird
den Lymphcapillaren im Gegensatz zu den Blutcapillaren abgesprochen (SHDA-
NOW [256, 257]). An deren Stelle besteht ein lockeres Gitterfasernetz, das die
Endothelien der Lymphcapillaren umhüllt (BARGMANN [9]). Weiterhin stehen die
Zellgrenzen der Endothelien mit den Fasern des umgebenden Bindegewebes (im
Gegensatz zu den Blutcapillaren) in unmittelbarer, fester Verbindung. Daraus
resultiert bei einer interstitiellen Volumenzunahme eine Distraktion der Lymphcapillaren mit Ausbildung von Wandstomata (OEHME [196]; PULLINGER u. FLOREY
[231]; CLARK u. CLARK [46, 47]; SHDANOW [256, 257]; RUSZNYÁK et al. [237]).
Dehnbarkeit und Volumenschwankungen auf engstem Raum gehören zu den Cha-
rakteristika der Lymphcapillaren. Die „Eichenlaubform" der Grenzen ihrer Wand-
endothelien (VON RECKLINGHAUSEN [215]), die bei Blutcapillaren nicht zu finden
ist, gestattet die Möglichkeit für die typischen extremen Volumenveränderungen.
Diese grundlegenden Forschungsergebnisse zur Histologie der Lymphcapillaren
vermitteln das Verständnis zur Physiologie und Pathologie dieser Bahnen, wie sie
FÖLDI [90, 91] sowie RUSZNYÁK [236] ausführlich darlegten. Auch der Mechanismus der artefiziellen Lymphbahnfüllung nach parenchymatöser Injektion der
Schilddrüse, wie er später beschrieben wird, findet vor diesem Hintergrund eine
zwanglose Erklärung. Deshalb wurde schon jetzt in Einzelheiten auf diese Tatsachen hingewiesen.

Zur Bezeichnung der Lymphcapillaren werden häufig andere, verwir-
rende Begriffe wie „Lymphspalte" oder „Saftlücke" benutzt. Sowohl als
Synonyma von Lymphcapillaren wie als Bezeichnung von saftführenden
Lücken im Bindegewebe sollten diese Namen nicht verwandt werden, wor-
auf besonders RÉNYI-VÁMOS [221] hinweist. Das Interstitium enthält
keine Lymphe, sondern Gewebssaft. Außerdem gibt es in diesem Raum keinerlei charakteristische oder systemzugehörige Bahnen für diese Flüssigkeit.
Der Begriff „Lymphcapillare" ist so klar definiert, daß andere, weniger
determinierte Begriffe nur zu Mißverständnissen Anlaß geben können (vgl.
auch GRAU [102]).

Auch der Terminus „Lymphkreislauf" ist für die Funktion und den Aufbau des gesamten Lymphbahnapparates streng genommen nicht zutreffend. Die Lymphflüssigkeit zirkuliert nicht innerhalb eines geschlossenen Systems, ergießt sich vielmehr aus einbahnigen Zubringerleitungen in den Blutkreislauf. Man kann daher nur von „Lymphstrom" sprechen.

An der Schilddrüsenoberfläche liegt die Grenze zwischen thyreoidalen Lymphcapillaren und -gefäßen. Die Lymphwege der Schilddrüsenkapsel zeichnen sich durch regelmäßigen Besitz von Klappen aus, sind also per definitionem die ersten thyreoidalen Lymphgefäße. Alle vorgeschalteten Bahnen sind Lymphcapillaren.

Kraus [153, 156] kritisiert den in Analogie zum Blutbahnsystem übernommenen Begriff „Lymphcapillare" und schlägt statt dessen den Ausdruck Lymph-Alveole bzw. Lymph-Knospe vor. Neben morphologischen Kennzeichen würden mit dem Terminus „Capillare" funktionelle Eigenschaften verbunden, die den sog. Lymph-Capillaren nicht in allen Abschnitten zukämen. Einzig die fingerartigen Lymphbahnanfänge besäßen die Fähigkeit, Flüssigkeiten und feste Substanzen, besonders indiffusible, aus dem Interstitium aufzunehmen. Die nächstgeordneten, klappenlosen Bahnabschnitte hätten dagegen nur ableitende Funktion. Nach dieser Definition wären Lymph-Capillaren nur die ersten Abschnitte, nämlich die sog. Lymphknospen, in denen die Primärlymphe aufgenommen wird, für alle weiteren klappenfreien Abschnitte träfe der Ausdruck nicht mehr zu.

Ohne weiteres sind die Krausschen Begriffe auf die Verhältnisse bei der Schilddrüse nicht zu übertragen, da hier das Lymphbahnsystem nicht mit „Knospen", sondern mit dreidimensionalem, allseits geschlossenem Netz beginnt. Dabei ist irrelevant, ob die Netze um jeden einzelnen Follikel oder um Follikelgruppen angeordnet sind. Ohne Zweifel sind diese Ursprungsnetze die aufnehmenden, resorbierenden Abschnitte, so daß sie mit dem Begriff „Capillare" belegt werden könnten. Alle anderen intrathyreoidalen Lymphwege, die perilobulären und trabekulären, könnten dann als Lymph-Bahnen determiniert werden, da sie wohl ausnahmslos die in den anfänglichen Capillarnetzen gesammelte Lymphe an die Gefäße der Schilddrüsenkapsel nur weiterführen und nicht zusätzlich vermehren.

Nach diesen Gesichtspunkten haben wir in früheren Arbeiten (Eickhoff [72, 73, 76]; Herberhold [114]) die Abschnitte des intrathyreoidalen menschlichen Lymphapparates unterschieden, und in den entsprechenden Kapiteln soll diese Aufteilung hier beibehalten werden.

Zur Nomenklatur der cervicalen Lymphgefäße soll nicht in aller Ausführlichkeit Stellung genommen werden. Einzelheiten der Unterteilungen dieses form- und variationsreichen Abschnittes des menschlichen Lymphapparates sind bei Bartels [11], Jossifow [131], Rouvière [233a], Rossi [231, 232]; Lanz u. Wachsmuth [162] sowie Rusznyák et al. [237] verzeichnet.

Die regionären Lymphknoten der abführenden Schilddrüsenlymphgefäße sowie die weiterleitenden Halslymphbahnen gehören zum tiefen cervicalen Lymphapparat, der über die Trunci iugulares schließlich Verbindungen zum Venensystem erhält (vgl. BECKER [18], FISCH [85]). Einzelheiten des thyreoidalen Lymphbahnsystems werden später beschrieben (Kap. E, S. 41 ff.).

A 5. Die Entwicklungsgeschichte des thyreoidalen und cervicalen Lymphbahnsystems

Über die Phylo- und Ontogenese des Lymphgefäßapparates berichteten RUSZNYÁK et al. [237] ausführlich und maßen der Theorie der zentripetalen Lymphgefäßentwicklung die gewichtigeren Argumente zu. Danach entstehen Lymphwege im Mesenchym der Körperperipherie und der Organe. Die primordialen Lymphkammern vereinigen sich und finden Anschluß an den jugularen Lymphsack. Bei Embryonen von 30 mm Länge hat der jugulare Lymphsack bereits sekundäre Verbindung zu den großen Halsvenen.

Über den genauen Zeitpunkt der intrathyreoidalen Lymphbahnentwicklung liegen keine Berichte vor. Bei Embryonen von einer Kopf-Steiß-Länge von 56 mm sind aber bereits zahlreiche Lymphsinus nachzuweisen (BOYD [33]), nachdem die Blutgefäßversorgung längst angelegt ist. Die Lymphsinus liegen in den Bindegewebssepten und stehen noch nicht alle in gegenseitiger Verbindung. Der Befund von Lymphsinus auch in fetalem ektopischem Schilddrüsengewebe spricht erneut für eine zentripetale Lymphgefäßentwicklung. Auf Grund eigener Untersuchungen kann zu diesem Komplex keine Stellung genommen werden.

B. Eigene Untersuchungen des thyreoidalen Lymphbahnsystems

Gestalt und Verteilung der intra- und extrathyreoidalen Lymphbahnen konnten nach interstitieller, postmortaler Farbstoffinjektion in die Schilddrüsen Erwachsener beschrieben werden (Kap. D, E, S. 32 bzw. 41). Die angewandte Methodik bedurfte einer ausführlichen Besprechung (Kap. C, S. 16). Die morphologischen Befunde wurden durch photographische Abbildungen erstmals dokumentiert und konnten durch Röntgenaufnahmen nach postmortaler intrathyreoidaler Kontrastmittelinjektion ergänzt werden (Kap. F, S. 69). Bei den Röntgenversuchen zeigte sich, daß der lebende Organismus das intrathyreoidal eingebrachte Kontrastmittel offenbar auf andere Weise fortschafft als der verstorbene, was zur Formulierung der „Thyreographie" führte (Kap. F 4, S. 72). Brücke zu Fragen der Schilddrüsenphysiologie waren auf der Basis der morphologischen Kenntnisse die

Bestimmungen von Inhaltsstoffen thyreoidaler bzw. cervicaler Lymphe des Menschen und blutchemischer Analysen bei Tieren (Kap. G, S. 74). Dabei wurden Papier- und Dünnschichtchromatographie, z. T. unter Einschluß der Isotopentechnik, sowie mikroanalytische Verfahren zum Nachweis von Jodaminosäuren bzw. des proteingebundenen Jods in Gewebshydrolysaten der Schilddrüse, Serum resp. Lymphe benutzt. Die eigenen morphologischen und analytischen Experimentalbefunde sowie die Beobachtungen an Versuchstieren gestatteten im Vergleich mit Daten von menschlichen Krankheitsbildern die Darstellung der funktionellen Bedeutung des thyreoidalen Lymphbahnsystems (Kap. H, S. 83).

Hinsichtlich detaillierter Angaben der angewandten Methoden und erzielten Untersuchungsergebnisse, soweit sie den Rahmen dieser Abhandlung überschreiten, darf auf die Einzelarbeiten hingewiesen werden (EICKHOFF [71—75]; EICKHOFF, KRACHT u. HORST [78]; EICKHOFF u. HERBERHOLD [77]; HERBERHOLD [114]; HERBERHOLD u. NEUMÜLLER [115]; HERBERHOLD u. KREIDLER [116a]; KREIDLER [157a].

Der folgende Text umfaßt die eigenen Arbeiten und ergänzt sie durch die Befunde des Schrifttums.

C. Technik der Darstellung der thyreoidalen Lymphwege

C 1. Bemerkungen zur Methodik von Lymphbahndarstellungen

Eine erfolgreiche Darstellung der Lymphbahnen ist nur dann zu erreichen, wenn die Versuchsanordnung die allgemeinen und die für bestimmte Körperregionen oder Organe besonderen anatomischen Eigenschaften der Lymphgefäße berücksichtigt. Es besteht Anlaß, auf diese Notwendigkeit hinzuweisen, da seit frühester Zeit um die einzelnen Methoden der Lymphbahndarstellung heftige Diskussionen entstanden sind und oft bei den Autoren die Neigung bestand, spezifische Erfahrungen in verallgemeinernde Ansichten umzumünzen. Mag die Darstellung des Blutgefäßsystems infolge bestimmter anatomischer Voraussetzungen als weitgehend einfach erscheinen, so stellt doch das Lymphgefäßsystem zahlreiche Probleme vor seine Darstellung, da unterschiedlicher Zweck, verschiedene Gefäßgebiete, unterschiedliches Versuchsmaterial (tierisch, menschlich, lebend, tot) eine den Umständen angepaßte Technik verlangen. Eine bestimmte Methode kann also weder generell empfohlen noch als ungeeignet abgelehnt werden.

Die eigenen Untersuchungen ergaben, daß die Versuchsanordnung, die bei der Lymphbahndarstellung der Schilddrüse zufriedenstellende Befunde ergeben hatte, sowohl in vivo wie post mortem am Pankreas, an der Nebenniere, der Milz, der Leber, dem Thymus, den Tonsillen fast vollständig versagte. Weiterhin zeigten die eigenen Erfahrungen, daß z. B. die intraparenchymatöse Injektion der Schilddrüse nur dann deren Lymphbahnen anfüllte, wenn mit bestimmten Injektionslösungen und mit bestimmter Technik vorgegangen wurde. Nach negativen und positiven Ergebnissen aller unserer Experimente konnte schließlich eine Methode entwickelt werden, die speziell auf die Verhältnisse an der Schilddrüse post mortem abgestimmt war und den Lymphbahnapparat dieses Organs in seiner Gesamtheit darzustellen vermochte.

Auf die Diskussion über die Art und Weise von Lymphgefäßdarstellungen braucht im einzelnen nicht eingegangen zu werden, da genügend Stellungnahmen im Schrifttum zu finden sind (SAPPEY [240]; BARTELS [11]; MAGNUS [171]; JOSSIFOW [131]; HELLMAN [113]; RÉNYI-VÁMOS [221, 22, 223]; SEMEINA [246]; RUSZNYÁK et al. [237]; KRAUS [154, 155]). Wir selbst haben uns früher an der Diskussion beteiligt (EICKHOFF [75]; HERBERHOLD [114]). Hier wird die von uns verwandte Methode beschrieben und ihre Anwendung zur Darstellung thyreoidaler und cervicaler Lymphwege des erwachsenen Menschen begründet.

C 2. Die intraparenchymatöse Farbstoffinjektion

Die Darstellung des Lymphbahnsystems der menschlichen Schilddrüse wurde erreicht durch Injektion bestimmter Lösungen in das Parenchym des Organs. Dieses Verfahren wandte 1774 bereits HEWSON [117] im Prinzip an, als er durch Luftinjektionen ins Parenchym der Schilddrüse deren Lymphbahnen sichtbar machte. Nachdem GEROTA [98] sein neuartiges Farbgemisch (2 g Preußisch-Blau mit 3 g Terpentinöl verreiben, auflösen in 15 g Äther; nach Mischen Filtration z. B. durch feines Leder) zusammengestellt hatte, mehrten sich die Modifikationen der intraparenchymatösen Injektion. Auch die Injektionsapparaturen wurden immer wieder variiert. So sagen BARTELS [11], RUSZNYÁK u. Mitarb. [237], daß wohl kaum ein Untersucher des Lymphbahnsystems nicht ein eigenes Verfahren entwickelt habe.

C 2.1. Die Kritik an der intraparenchymatösen Farbstoffinjektion

Mit der häufigeren Verwendung interstitieller Farbstoffinjektionen wuchs die Zahl der Kritiker dieser Methode, besonders wenn sie zur Darstellung intraorganeller Lymphbahnen verwandt wurde. Unbestritten blieb dagegen ihr Wert bei der Auffüllung extraorganeller Lymphgefäße.

Die Hauptargumente, die bis in die letzten Jahre gegen die intraparenchymatöse Farbstoffinjektion als Nachweismethode von intraorganellen Lymphcapillaren geäußert wurden, meinen, daß sich der ins Organ eingebrachte Farbstoff einzig nach dem Prinzip des geringsten Widerstandes, unbeeinflußt durch histologische Strukturen, im Gewebe verteile, so daß Farbstreifen nicht mit Lymphcapillaren zu identifizieren seien. RÉNYI-

VÁMOS [221] schreibt zusätzlich, daß „bei Anwendung der Injektions-Methode... auch nirgends eine Endothelwand oder ein Endothelzellkern zu sehen" seien, „so daß eine unerläßliche Voraussetzung für die Erkennung der Lymphgefäßwand" fehle. Auf Grund dessen werden zur Darstellung von Lymphbahnen innerhalb der Organe die Unterbindung der ableitenden Lymphgefäße, die Anlage einer venösen Stauung, eine Kombination beider Verfahren, die Ligatur der Ausführungsgänge einzelner Organe (KAISERLING u. SOOSTMEYER [133]) oder die Untersuchung von pathologisch verändertem Gewebe als einzig brauchbare Verfahren vorgeschlagen (RÉNYI-VÁMOS [221, 222, 223]; RUSZNYÁK et al. [237]).

Diese Argumente mögen anfänglich einleuchtend sein. Es bleibt tatsächlich zunächst auch unverständlich, warum sich nach einer ungezielten, einfachen interstitiellen Injektion die Lymphwege in den Organen überhaupt mit Farbstoff anfüllen sollen, und zwar sie allein und nicht auch die Blutbahnen. Obwohl die Tatsache der elektiven Lymphbahnfüllung nach intraparenchymatöser Injektion eines Farbstoffes lange bekannt war, wurde dieses verblüffende Phänomen erst von KRAUS vor wenigen Jahren in mehreren Arbeiten näher untersucht und aufgeklärt [153, 154, 155, 156].

Die Wand der Lymphcapillaren wird allein von Endothelzellen gebildet, die nur von einem lockeren Gitterfasernetz umhüllt sind. Die Endothelzellen sind „eichenlaubförmig" miteinander verzahnt (v. RECKLINGHAUSEN [215]) bzw. nur locker miteinander verbunden (REALE [214]), ihre Zellbegrenzungen stehen in unmittelbarer und straffer Verbindung mit dem umgebenden Bindegewebe (PULLINGER u. FLOREY [213]; CLARK u. CLARK [47]; GRAU [102]; SHDANOW [256, 257]; RUSZNYÁK et al. [237]). Im Gegensatz zu Blutcapillaren sollen Wandporen fehlen (RUSKA [235]; REALE [214]), andererseits werden sie aber auch hier beobachtet (SHDANOW u. SHAKHLAMOW [262]). Durch eine intraparenchymatöse Injektion kommt es zu einer umschriebenen Volumenvermehrung mit Dehnung der Fasern des Interstitiums. Daraus ergibt sich infolge der festen Bindegewebs-Endothel-Haftungen ein unmittelbarer, allseitiger Zug auf die Lymphcapillaren, der diese erheblich erweitert und funktionelle „Einlaßstomata" freigibt (OEHME [196]; KRAUS [153, 156]). Die Bezeichnung „Saugadern" für die Lymphcapillaren findet durch diese nachweisbaren mechanischen Vorgänge eine späte Bestätigung und Erklärung (vgl. GRAU [102]). Es entsteht auf diese Weise ein einbahniger „Ventilmechanismus" (KRAUS [153, 154, 156], dessen Existenz durch die Erfahrung der Experimente sowie der täglichen Beobachtungen der ausschließlichen Aufnahme indiffusibler Teilchen (Bakterien, Erythrocyten, Eiweißmakromoleküle, Kohlepartikel und dergleichen) in die Lymphcapillaren bezeugt wird. Seine morphologischen Einzelheiten sind allerdings noch nachzuweisen.

Es gibt drei Möglichkeiten einer interstitiellen Volumenvermehrung, eine physiologische, eine pathologische und eine artefiziell-experimentelle. Die physiologische ist das Pendeln der Kreislaufregulation zwischen Blut- und Lymphcapillaren im Gewebe mit Flüssigkeits- und Substanztransport; die pathologische entwickelt sich als Ödem infolge Blut- bzw. Lymphstauung oder bei Vorgängen wie Hämatom, Nekrose, Tumorwachstum usw.; die experimentelle wird durch interstitielle Injektion erzeugt. Die interstitielle Volumenvermehrung ist aber jeweils die Voraussetzung des Übertritts von Stoffen in die Lymphcapillaren, im Experiment die Vorbedingung einer elektiven Lymphbahnfüllung. Da die Blutcapillaren dagegen locker und verschieblich im umgebenden Bindegewebe gebunden sind und ihre Wände außerdem eine Basalmembran besitzen, erfahren sie durch die Volumenvermehrung im Zwischengewebe nicht eine Dehnung, sondern durch Druckerhöhung eine Kompression unter Umständen bis zur völligen Drosselung. Ein und derselbe Vorgang im Gewebe führt also an den verschiedenen Gefäßsystemen wegen ihrer anatomischen Besonderheiten zu völlig entgegengesetzten Folgen. Dies sich klarzumachen, ist für das Verständnis der Experimente unumgängliche Voraussetzung (Abb. 1).

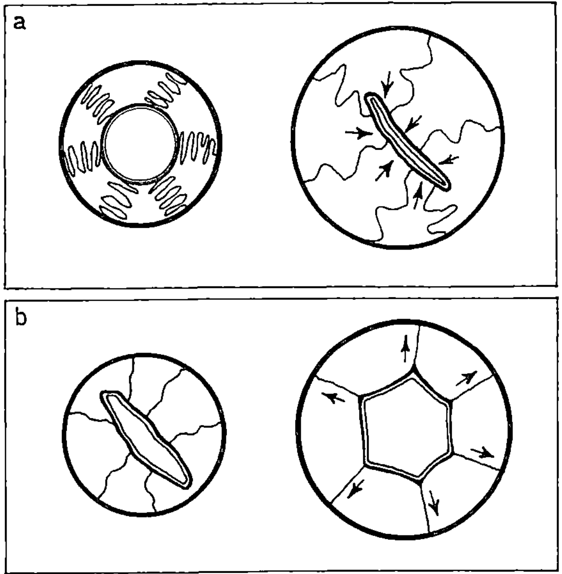

Abb. 1 a u. b. Modell zum unterschiedlichen Verhalten von Blut- und Lymphcapillaren im Gewebe. a Blutcapillare. Bei interstitieller Druckzunahme infolge lockerer Faserverbindungen zur Umgebung Kompression der Capillare; b Lymphcapillare. Bei interstitieller Druckzunahme infolge straffer Faserverbindungen zur Umgebung Distraktion der Capillare

Vornehmlich BARTELS [10, 11], RÉNYI-VÁMOS [221, 222] sowie RUSZNYÁK et al. [237] lehnten die Darstellung u. a. der intrathyreoidalen

Lymphbahnen mit der interstitiellen Farbstoffinjektion als unzulänglich ab. BARTELS benutzte einen Gerotaschen Farbstoff und schrieb, daß ihm eine Darstellung des ableitenden thyreoidalen Lymphgefäßsystems nicht oder nur unvollständig gelungen sei. Vom Standpunkt unserer heutigen Erfahrungen ist es aber kaum denkbar, daß bei einer unzureichenden Füllung der extrathyreoidalen Lymphbahnen der Farbstoff vorher die intrathyreoidalen in ausreichendem Maße gefüllt hat. Unter solchen Umständen ist BARTELS' Mißtrauen der Methode gegenüber allerdings nicht verwunderlich. Bei umgekehrter Betrachtung müssen bei einer guten und umfangreichen Füllung der ableitenden Lymphbahnen der Schilddrüse mit dem eingebrachten Farbstoff zuvor die intrathyreoidalen Lymphwege injiziert worden sein. Diese Überlegung veranlaßte uns, als erste Bedingung und als Möglichkeit einer äußeren Prüfung einer gelungenen Injektion der intrathyreoidalen Lymphwege die gute und umfangreiche Farbstoffüllung der extrathyreoidalen Lymphgefäße anzusehen. Bei allen unseren Versuchen wurden nur die Schilddrüsen zur Untersuchung des intrathyreoidalen Lymphbahnnetzes aufgearbeitet, an denen die Darstellung der ableitenden Lymphbahnen voll und ganz geglückt war. Ein Hinweis auf eine derartig einfache Kontrollmöglichkeit der interstitiellen Injektion läßt sich im vorliegenden Schrifttum nicht finden.

Die gebilligten Nachweisverfahren intraorganeller Lymphbahnen sind in vivo-Methoden, die sich auf den Menschen selbstverständlich nicht übertragen lassen. Untersuchungen des Lymphbahnsystems der menschlichen Schilddrüse beschränken sich daher verständlicherweise auf das bei Operationen oder am Obduktionstisch gewonnene Material. Dieses läßt aber kaum eine andere Wahl als die der einfachen und sicheren intraparenchymatösen Injektion zu.

Untersuchungen am lebenden Menschen sind nicht in jedem Falle abzulehnen. Es gibt durchaus Problemstellungen, die in vivo ohne Nachteile für den Patienten zu lösen sind. Dazu gehört z. B. die Lymphgewinnung aus thyreoidalen oder cervicalen Gefäßen im Verlaufe operativer Eingriffe. Bei solchem Anlaß konnten wir z. B. Lymphe aus cervicalen Gefäßen zur Analyse der Jodaminosäuren gewinnen (EICKHOFF u. HERBERHOLD [77]).

C 2.2. Die eigene Technik der intraparenchymatösen Injektion zur Darstellung der thyreoidalen Lymphbahnen

Bei Versuchen am Obduktionsmaterial kristallisierten sich allmählich die Bedingungen heraus, die eine erfolgreiche postmortale Darstellung der intrathyreoidalen Lymphbahnen durch Farbstoffinjektion ins Parenchym der Schilddrüse versprachen (HERBERHOLD [114]). Diese Bedingungen betreffen die Injektionstechnik und die Injektionslösungen.

C 2.2.1. Die Injektionstechnik

Neben der geschilderten Möglichkeit einer äußeren Injektionskontrolle konnten noch zusätzliche Vorschriften aufgestellt werden. Eine Farbstoffinjektion ins Schilddrüsenparenchym muß möglichst *langsam* und unter *geringem* Druck erfolgen. Weiterhin darf die Injektionsmenge nicht zu groß gewählt werden. Zur Erzielung einer Gesamtdarstellung des thyreoidalen Lymphbahnapparates empfahl es sich, gleichzeitig an mehreren Stellen des Schilddrüsenkörpers den Farbstoff einzubringen.

Eine einfache Injektionsapparatur garantierte für die Einhaltung der Bedingungen [114]. An eine gewöhnliche Rekord-Spritze wurde eine Schraubvorrichtung angebracht, die es gestattete, durch langsame, gleichmäßige Umdrehungen einer Stellschraube den Spritzenstempel und damit den Spritzeninhalt ebenso langsam und gleichmäßig im Zylinder vorzutreiben. Durch eine Umdrehung der Stellschraube wurden in unserem Falle etwa 0,4 ml Flüssigkeit injiziert. Um Druckstöße abzufangen und um gleichzeitig an mehreren Stellen der Schilddrüse injizieren zu können, wurde ein System aus elastischen Silikonschläuchen konstruiert, das dem Konus der Rekord-Spritze aufgesetzt und an seinen beliebig zu vermehrenden Enden jeweils mit einer Kanüle armiert war. Die Kanülengröße variierte je nach Viscosität der verwandten Injektionslösungen (Größe 12—2). Durch Ansetzen von Klemmen an die einzelnen Schläuche konnten entsprechende lokale Variationen der Injektionsmengen erreicht werden.

Angaben zur Menge der injizierten Flüssigkeit werden im Schrifttum nur vorsichtig gemacht. Einige Autoren injizierten, bis das Volumen des jeweiligen Schilddrüsenlappens sich verdoppelt hatte, andere soweit, bis sich die Schilddrüsenoberfläche völlig gefärbt hatte usw. Es ist verständlich, wenn bei solchen Praktiken Zahlenangaben nicht zu finden sind, da in den Versuchsreihen die Schilddrüsengrößen doch erheblich schwankten und somit recht unterschiedliche Flüssigkeitsmengen zur Injektion erforderlich gewesen sein mochten. Für unsere Untersuchungen erschien es sinnvoll, nur so viel Farblösung zu spritzen, wie es dem Fassungsvermögen des jeweiligen thyreoidalen Lymphapparates zu entsprechen schien. Die umfassende, in viele Verästelungen reichende Füllung der extrathyreoidalen Lymphgefäße stellt ein Maß einer optimalen Füllung des gesamten Bahnsystems mit Farblösung dar. Es lag daher nahe, immer nur soviel Injektionslösung in die Schilddrüse einzubringen, bis das extrathyreoidale Gefäßnetz vollständig gefüllt war und schließlich die Lösung in den aufgeschnittenen Venenwinkeln sichtbar wurde. Zum Nachweis der Injektionslösung wurde der Venenwinkel freigelegt, um das Risiko einer gewagten Präparation der extrathyreoidalen Lymphgefäße am nichtfixierten Gewebe zu vermeiden. Bei einer etwaigen Lymphgefäßverletzung wurde das Präparat durch Farbstoffimbibition des Gewebes sofort untauglich.

Unter diesen Kautelen ließen sich intra- wie extrathyreoidale Gefäß- oder Gewebsverletzungen vermeiden, dagegen nicht, wenn die Injektionen zu rasch und beträchtlich über den Zeitpunkt der Füllung des extrathyreoidalen Lymphgefäßnetzes weitergeführt wurden. Die Injektionen erforderten unter den geschilderten Maßnahmen und äußeren Kontrollmöglichkeiten eine Zeit von 1—1¹/₂ Std bei einer durchschnittlichen Menge von 25 ml Injektionslösung für jeden injizierten Schilddrüsenlappen.

C 2.2.2. Die Injektionslösungen

Im Schrifttum werden zahlreiche Injektionsmittel und Flüssigkeitsgemische beschrieben. Wir haben bei unseren Untersuchungen die verschiedensten Flüssigkeiten erprobt und schließlich herausgefunden, daß sich nur Injektionsmittel von corpusculärem Charakter eigneten, d. h. Flüssigkeiten, deren färbende bzw. auf der

Röntgenplatte kontrastgebende Komponenten aus kleinsten Partikeln bestanden [76, 114]. Ungeeignet waren, zumindest für Versuche an totem Material, molekulardisperse Farbstoffe (z. B. Methylenblau) und ähnlich zusammengesetzte Röntgenkontrastmittel (Urografin, Per-Abrodil oder wäßrige Bariumchlorid-Lösungen) (Abb. 2). Ebenfalls ungeeignet erwiesen sich H₂O₂-Lösungen, Luft- und Kunst-

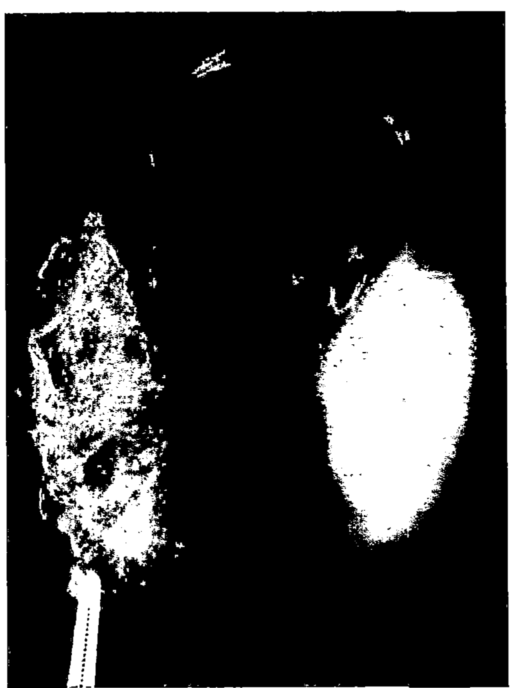

Abb. 2. Vergleich der verwendeten Kontrastmitteltypen (Postmortale Injektion; Mensch). Rechts: Bariumsulfat-Aufschwemmung; links: Urografin

stoffinjektionen (selbsthärtende Polymerisate). Zu letzteren ist allerdings zu sagen, daß sie prinzipiell brauchbar erscheinen, da sich eindeutige extrathyreoidale Lymphgefäße nach intraparenchymatösen Injektionen gefüllt hatten. Derartige Zubereitungen sind aber aus technischen Gründen schwer zu injizieren. Von uns wurden keine weitreichenden Untersuchungen mit ihnen angestellt.

Es müßte speziell ausgerichteten Versuchen vorbehalten bleiben festzustellen, in welche Kategorie der Injektionsflüssigkeiten die Gerotasche Lösung [98] oder ihre verschiedenen Variationen gehören. Da die einzelnen Autoren ausdrücklich Wert auf eine sorgfältige Filtration der Stammlösung legten (z. B. durch ein- bzw. mehrfache Lagen von feinem Wildleder), ist anzunehmen, daß die Farbanteile der Lösungen die Forderung nach corpusculärer Gestalt nicht erfüllten. Demnach wären die Gerotaschen Lösungen als molekular-disperse Injektionsmittel zu klassifizieren. Bei dieser Prämisse würde sich nach den gemachten Erfahrungen zwanglos erklären, warum die Versuche der Lymphbahndarstellungen im Schrifttum oft unbefriedigend geblieben sind.

C 2.2.2.1. Die Tuschelösung

Von DALLA ROSA [52] wurde erstmalig Tusche als Injektionsmedium zur Lymphgefäßdarstellung verwandt (BARTELS [11]). Man findet im Schrifttum nur selten und dann meist sehr allgemein gehaltene Hinweise auf die Benutzung von Tusche (BRIERLEY u. FIELD [37]; KUBIK et al. [158]; KRAUS [154, 155]).

In unseren Versuchen bewährte sich die käufliche Ausziehtusche in besonderem Maße. Nach Angabe des Herstellers besitzen ihre Farbpartikel eine Größe von 0,02 bis 0,05 µ (Fa. G. Wagner, Hannover). Vollkommen ausreichend für gute Injektionspräparate war eine 5%ige wäßrige Verdünnung. Andere Beimengungen zur Tusche wie Formalin oder Gelatine boten keinerlei Vorteile gegenüber der wäßrigen Lösung.

C 2.2.2.2. Die Röntgenkontrastmittel

Die nach interstitieller Tuscheinjektion in die Schilddrüse präparatorisch und histologisch gewonnenen Resultate konnten durch röntgenologische Untersuchungen bestätigt und ergänzt werden. Die Röntgenabbildungen der gefüllten, perlschnurartigen Lymphgefäße erreichten aussagekräftige Klarheit. Es war zu erkennen, daß nach interstitieller Kontrastmittelinjektion elektive Lymphbahnfüllungen und keine Extravasate entstanden. Die intrathyreoidalen Lymphbahnen ließen sich vom Injektionszentrum aus wie verzweigte Netze peripherwärts bis zu den Lymphgefäßen der Schilddrüsenkapsel und schließlich den abführenden Gefäßen an ihren typischen Abgangsstellen der Organoberfläche genau verfolgen. Niemals zeichneten sich injizierte Blutbahnen auf den Röntgenfilmen ab, und die Projektionen des Lymphbahnnetzes entsprachen genau den früher festgestellten anatomischen Gegebenheiten.

Diese Untersuchungen wurden mit verschiedenen Kontrastmitteln am menschlichen Obduktionsmaterial vorgenommen [76]. Corpusculardisperse Kontrastmittel drangen ebenso wie die Tusche elektiv in Lymphbahnen ein. Urografin, Per-Abrodil und wäßrige Bariumchlorid-Lösungen ergaben dagegen nach der Injektion nur eine schleierhafte Verschattung im Bereich des injizierten Schilddrüsenlappens (Abb. 2).

Mit Bariumsulfataufschwemmungen ließ sich die Füllung der intra- und extrathyreoidalen Lymphbahnen erzielen [2, 4, 12, 19, 29]. Am geeignetsten erwies sich eine milchigwäßrige Unibaryt-Aufschwemmung (20—30%ige Lösung des käuflichen Pulvers). Dieses Präparat besitzt durch Gelatinebeimengungen eine verringerte Sedimentationsneigung, so daß die angegebene Lösung etwa (empirisch) den Viscositätsgrad der Tuschezubereitung besaß. Die Teilchen des Unibaryt besitzen eine durchschnittliche Größe von 1 µ (Mitteilung der Fa. Röhm & Haas, Darmstadt).

Außerdem wurde mit dem handelsüblichen Broncho-Abrodil experimentiert. Dieses Kontrastmittel ist eine wäßrige Suspension schattengebender Teilchen, deren durchschnittliche Größe 2—3 µ beträgt (Mitteilung Bayer, Leverkusen). Die besten Ergebnisse ließen sich mit einer 50%igen Lösung des Kontrastmittelpuders im beigegebenen Solvens bzw. Wasser erreichen. Höherprozentige Aufschwemmungen waren so viscös, daß der Injektionsvorgang selbst bereits äußerst schwierig war. Ausreichende Lymphbahndarstellungen ließen sich dann ebenfalls nicht erreichen. Infolge des erforderlichen hohen Injektionsdruckes zeigten sich auf den Röntgenplatten meist nur Extravasatfelder.

Außer mit Broncho-Abrodil wurde auch mit einem unverkäuflichen wasserlöslichen Kontrastmittel gearbeitet, das eine gröbere Körnung besaß [1]. Dieses Mittel lieferte in einer etwa 80%igen Aufschwemmung die besten lymphangiographischen Bilder.

---

[1] Für die Überlassung von Versuchsmengen sei den Bayer-Werken, Leverkusen, herzlich gedankt.

C 2.2.3. Die Thyreographie

NORDMANN u. LENZ [193], KRAUSPE [157], KAINDL et al. [132] sowie WITTE u. SCHICKER [294] hatten am Lebenden den lymphogenen Abtransport auch für molekulardisperse Stoffe nachgewiesen, wenngleich sich vermehrte Extravasatbil-

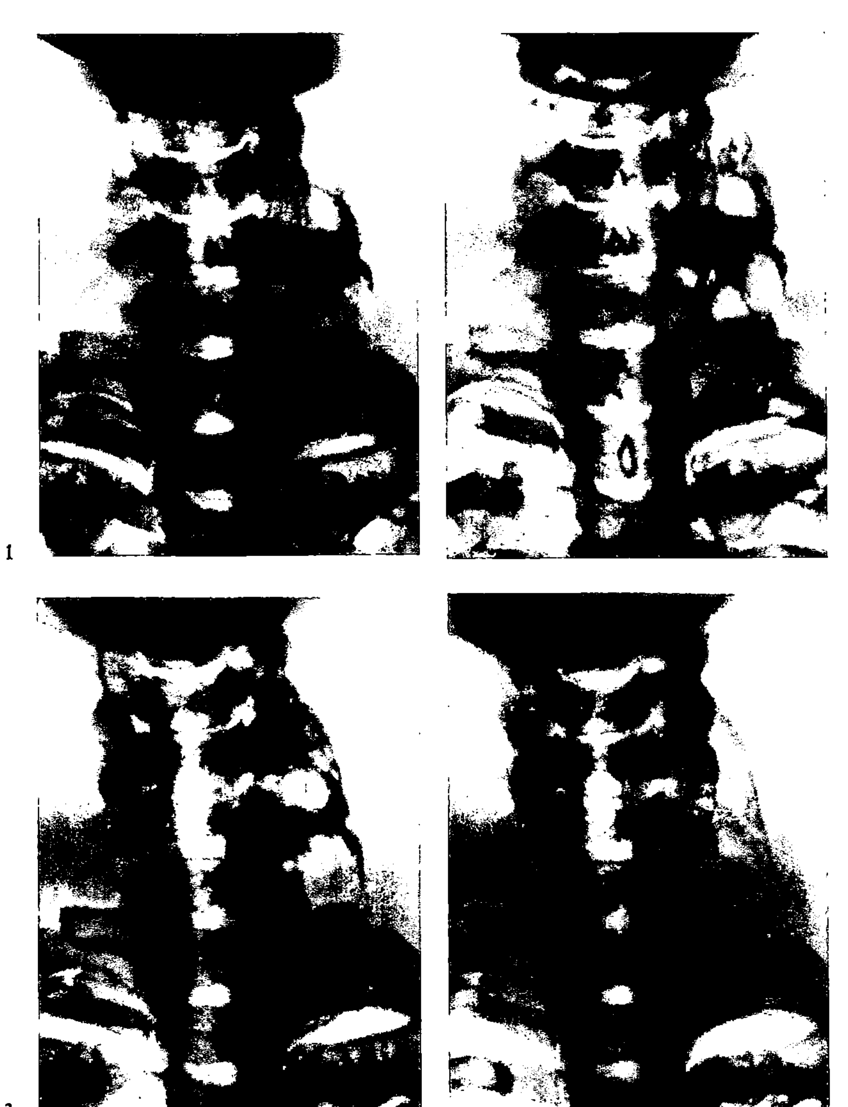

Abb. 3. Thyreographie. Intravitalversuch mit Urografin. Aufnahmen in Intervallen. Darstellung einer Knotenstruma. Präoperative Injektion. 1. Aufnahme unmittelbar p. inj.; 2. Aufnahme nach 0,5 min; 3. Aufnahme nach 1 min; 4. Aufnahme nach 2 min

dungen mit ihnen nicht vermeiden ließen. Daher wurde die intrathyreoidale Injektion von Urografin am lebenden Menschen unmittelbar vor einer Strumektomie
nach ausreichender Plummerung ausgeführt. Da bekanntlich das langjährig in der
Klinik erprobte Urografin allgemein und örtlich reaktionslos vertragen wird, waren
bei diesen Darstellungen keinerlei Schädigungen zu erwarten. In Narkose wurde
nach folgendem Schema vorgegangen [75]:

1. Leeraufnahmen vor der Operation ohne Kontrastmittel zur Fixierung even-
tueller Verkalkungen von Lymphknoten oder dergleichen.

2. Cutane und subcutane Quaddel mit einem Lokalanaestheticum (evtl. Kine-
tinzusatz).

3. Bei gleichzeitiger Injektion des Anaestheticums Vorschieben einer hinreichend langen Kanüle bis an das Schilddrüsenzentrum.

4. Spritzenwechsel bei liegender Kanüle.

5. Langsame und kontinuierliche Gabe des Kontrastmittels Urografin innerhalb 30 sec.

6. Unmittelbar nach Beendigung der Injektion erste Röntgenaufnahme.

7. Weitere Röntgenaufnahmen in halbminütigen Abständen.

Bei diesem Vorgehen ließ sich eine zeitweilige Darstellung des Schilddrüsenkörpers mit erkennbarer Abzeichnung etwaiger Knoten- bzw. Cystenbildungen erzielen. Nach etwa 2 min war das schattengebende Material aus der Schilddrüse wieder vollkommen ausgeschwemmt (Abb. 3).

Diese Methode wurde als „Thyreographie" bezeichnet, da sich keine Schatten
von Blut- und Lymphgefäßen auf den Röntgenplatten abbildeten, sondern sich
der Schilddrüsenkörper insgesamt mit gleichzeitiger Auflösung pathologischer Strukturen dargestellt hatte (EICKHOFF [75]).

C 3. Der Füllungsmechanismus der intrathyreoidalen Lymphbahnen
während der intraparenchymatösen Injektion

Zur Aufklärung des injektionsbedingten Füllungsmechanismus der intrathyreoidalen Lymphbahnen standen die histologischen Präparate und die
Röntgenbilder der lymphangiographischen Versuche zur Verfügung. Die
histologischen Bilder sind als Momentaufnahmen des Injektionsvorganges
anzusehen. Aus den statischen Einzelbefunden kann auf den dynamischen
Prozeß der Bahnfüllung geschlossen werden. Bei den Röntgenversuchen war
es möglich, durch mehrzeitige Aufnahmen in Injektionsintervallen eine stu-
fenweise Folge vom Injektionsvorgang zu erhalten (Abb. 4).

Bei der Durchsicht der histologischen Präparate fielen drei Befunde
immer wieder auf. Niemals waren Blutgefäße injiziert und ebensowenig
ließen sich großflächige diffuse Imbibitionen des Parenchyms mit dem Farbstoff finden. In den Lymphbahnen waren als Zeichen einer Vermischung
von injizierter Lösung und präexistentem Flüssigkeitsgehalt charakteristische
Strömungsfiguren und Schlierenbildungen zu erkennen (Abb. 5). Die Rönt-
genversuche bestätigten in unbestechlicher Art die Extravasatfreiheit der
intrathyreoidalen Injektion. Einzig im Injektionszentrum in enger Nachbarschaft zur Kanülenspitze bildete sich jeweils eine umschriebene Verschat-

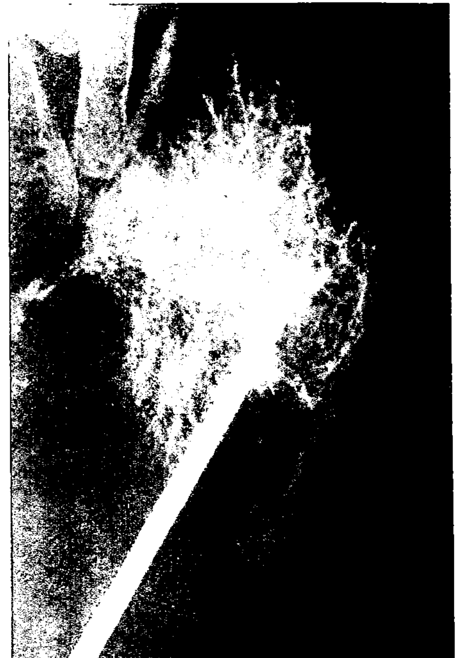

Abb. 4 a

Abb. 4 b

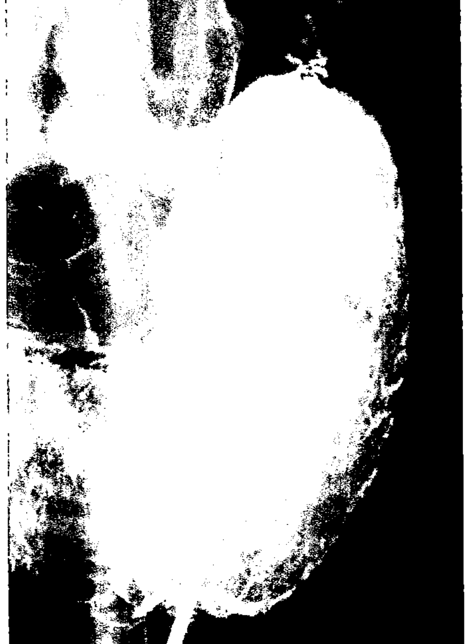

Abb. 4 c

Abb. 4 a—c. Thyreogene Lymphangiographie, Aufnahmen in Injektionsintervallen (postmortale Injektion; Mensch). Injektionsmengen:
a 2 ml; b 7 ml; c 20 ml

tung, von der aus sich die intra- und schließlich auch extrathyreoidalen Lymphwege mit Kontrastmittel anfüllten. Das initiale, kleine Injektionsmitteldepot ist nicht als störender Artefakt anzusehen, da es die Voraus-

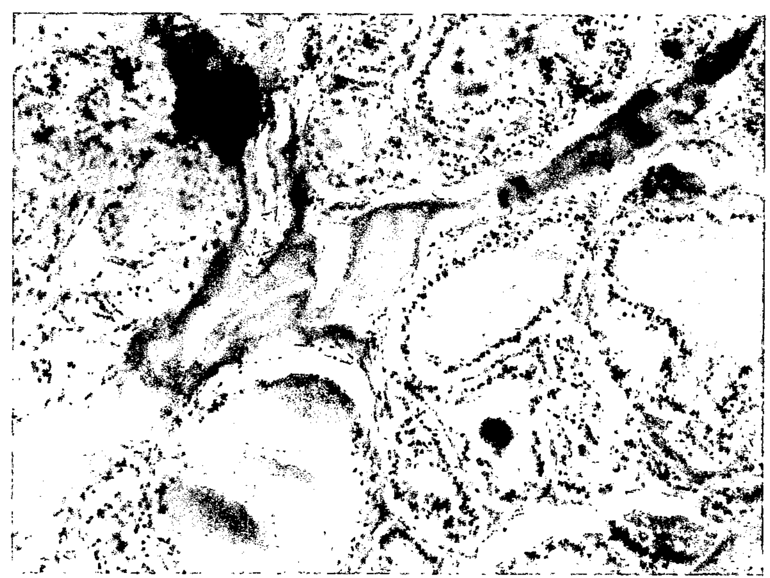

Abb. 5. Intrathyreoidale Lymphwege (postmortale Tuscheinjektion; Mensch). Vermischung der injizierten Tusche mit dem präexistenten intrathyreoidalen Lymphbahninhalt; Ausbildung von Schlierenfiguren in perifollikulären und -lobulären Lymphbahnen als Ausdruck eines injektionsbedingten intralymphvasalen Flüssigkeitsstromes

setzung zur Lymphbahnfüllung darstellt. Eine direkte Injektion einer intrathyreoidalen Lymphbahn ist theoretisch höchstens zufällig anzunehmen und praktisch in den Versuchen nie wahrscheinlich gewesen. Da das intrathyreoidale Lymphbahnsystem als allseitig geschlossenes Netz beginnt, kann eine Injektionsmasse notwendig nur aus dem Interstitium in die Lymphcapillaren eindringen. Wie ausführlich begründet, ist ein Depot mit lokaler Volumenzunahme des Gewebes dazu die unerläßliche Vorbedingung (vgl. S. 17—20).

Aus den vorliegenden Befunden kann folgender Füllungsmechanismus der Lymphbahnen bei der Injektion angenommen werden. Die Injektionsmasse dringt bei entsprechender sorgfältiger Technik auf kleinem, umschriebenem Raum in der Umgebung der Kanülenspitze in das Schilddrüsenstroma, bevor sie ausschließlich in die nächstgelegenen Lymphcapillaren aufgenommen wird. Mit dem Augenblick der Farbstoffaufnahme in die Lymphcapillaren wird die injektionsbedingte vis a tergo wirksam, so daß ein Fließen innerhalb der Lymphbahnen beginnt. Die Injektionslösung „schiebt" den vorhandenen Lymphbahninhalt vor sich her und vermischt sich mit ihm. Besonders an Gefäßzusammenflüssen, -abknickungen oder in Klappennähe treten eindrucksvolle deutliche Wirbelbildungen und Strömungsfiguren auf (Abb. 5).

C 4. Die Identifizierung der intrathyreoidalen Lymphbahnen

Durch gleichzeitige Injektionen an mehreren Stellen des Schilddrüsenparenchyms konnte eine besonders weitreichende und dichtverzweigte Darstellung der extrathyreoidalen abführenden Lymphgefäße erreicht werden. Es verblüffte aber, daß sich selbst von unilokulären Injektionen der Lymphgefäßapparat der Schilddrüse fast in seiner gesamten Anlage anfüllen ließ [71, 114]. Bereits aus diesen Grundversuchen ging hervor, daß nicht zu erwarten war, *alle* in einer Schilddrüse vorhandenen Lymphbahnen *gleichzeitig* darstellen zu können. Das war selbst nach Unterbindung der beiden cervicalen Lymphstämme beim Hund nicht zu erzielen (RUSZNYÁK et al. [237]). So ist als erstes festzuhalten, daß die nach einer parenchymatösen Injektion (oder auch „physiologischen") sichtbar gewordenen thyreoidalen Lymphbahnen nicht auf die wirkliche Reichhaltigkeit und Ausdehnung des Lymphbahnnetzes schließen lassen. Wenn also die Identifikation einer Farbstoffstraße im Schilddrüsengewebe als Lymphcapillare gelungen ist, muß nach weiteren Kriterien gesucht werden, die auf die wirkliche Verteilung des intrathyreoidalen Lymphnetzes Rückschlüsse zulassen.

Wie erwähnt, sind Versuche zur Lymphbahnanatomie an der Schilddrüse des lebenden Menschen kaum durchführbar, so daß von vornherein eines der gemeinhin geforderten Kriterien (vgl. S. 18), nämlich die Erweiterung von intrathyreoidalen Lymphbahnen nach Anlage eines Staues in den abführenden Gefäßen nicht überprüfbar ist. Darüber hinaus kann selbst durch experimentellen Lymphstau nicht in jedem Fall eine allgemeine intrathyreoidale Lymphbahndarstellung (beim Hund) erreicht werden. Obschon beim Hund an jeder Halsseite jeweils nur *ein* Sammellymphstamm vorhanden ist und dennoch eine stauungsbedingte physiologische Lymphbahninjektion zu keinem verläßlichen Resultat führt, wäre am Menschen erst recht bei entsprechendem Vorgehen keine allgemeine Lymphbahnstauung zu erreichen, da beim Menschen im Vergleich zu allen anderen Lebewesen das komplizierteste und anastomosenreichste Lymphgefäßnetz anzutreffen ist.

Eine eigene Beobachtung belegt diese Sachlage. In der Mündungsöffnung des rechtsseitigen Truncus cervicalis in den Venenwinkel hatte sich ein Blutthrombus abgesetzt und die Kommunikationsstelle verschlossen. Ein solcher thrombotischer Verschluß kann als Äquivalent einer experimentellen Ligatur angesehen werden. Der dadurch gestaute Truncus cervicalis war über Griffelstärke erweitert, seine Wandung mit kräftigen Muskeleinlagerungen verstärkt. Der linksseitige Lymphstamm, der als Endstrecke des Umgehungskreislaufs angesehen werden muß, war

kompensatorisch fast ebenfalls auf Griffelstärke umgebildet. Eine Selbstinjektion
war in der Schilddrüse nicht eingetreten. Wenn also überhaupt durch Stauung eine
physiologische Injektion der intrathyreoidalen Lymphbahnen erreichbar ist, dann
nur für die kurze Zeitspanne bis die Kollateralbahnen sich der Mehrleistung angepaßt haben.

Die üblichen Forderungen an die experimentelle Lymphbahndarstellung
sind somit, wenn überhaupt, nur schwer erfüllbar. Die Erweiterung der
Lymphwege durch eine Selbstinjektion hält offenbar, wenn sie erreicht wird,
nur kurze Zeit an. Der gestaute Inhalt wird entweder über Kollateralen bald
abgeführt, so daß sich die Verhältnisse wieder normalisieren, oder es kommt
zu Veränderungen mit dem Resultat einer bindegewebigen Induration,
die als Gerüstsklerose bezeichnet wurde (KIRSCHNER, KRACHT u. BAY [141],
EICKHOFF).

Zur Identifikation von intrathyreoidalen Farbstoffbahnen als Lymphbahnen nach einer intraparenchymatösen Injektion müssen vielmehr histomorphologische Zeichen verwandt werden. Da die Lymphcapillaren äußerst
zarte Gebilde und somit in ihrer Form weitgehend von umgebenden Gewebsstrukturen abhängig sind, ist eine Diagnose oft nicht leicht. In unseren Versuchen ließen sich aber nach einiger Übung hinreichende Kriterien heraus-
arbeiten, die es gestatteten, intrathyreoidale Lymphcapillaren anzusprechen,
so daß schließlich Anlage, Verteilung und Eigenart des menschlichen intrathyreoidalen Lymphbahnnetzes eindeutig erkannt werden konnten [73, 114].

In Übereinstimmung mit den Angaben des Schrifttums (ALTSCHUL [1a])
fanden wir die Kerne der Lymphbahnendothelien in der Schilddrüse länger
und schmaler als die entsprechender Blutcapillaren. Sie besaßen die Eigenschaft, die Partikel der injizierten Tusche an ihrer Oberfläche festzuhalten,
so daß sie schließlich als dicke schwarze Perlen imponierten (Abb. 6).

Die charakteristische Eichenlaubform der Lymphcapillarendothelien
sahen wir intrathyreoidal nicht, sondern nur in Flachschnitten größerer
extrathyreoidaler Lymphgefäße, in denen die Tuschekörnchen die Zellgrenzen deutlich nachgezeichnet hatten.

Nach den Angaben von SHDANOW [256] ist dem Cytoplasma der Lymphcapillarendothelien eine Speicherungstätigkeit zuzusprechen, die durch besonders
zahlreiche Cytoplasmafortsätze (Mikrohärchen) nach einer Weile postmortal aufrecht erhalten wird. Außerdem sind in den Endothelien der Lymphcapillaren im
Vergleich zu denen der Blutcapillaren zahlreiche und große Lysosomen elektronen-
optisch festzustellen, die wahrscheinlich für den aktiven Prozeß der Phagocytose
verantwortlich zu machen sind. Alles in allem schreibt SHDANOW [256] einer trans-
cellulären Aufnahme von Teilchen auf dem Wege einer Pinocytose oder Cyto-
pempsis mehr Bedeutung zu als einer Resorption durch „Eröffnen von Zwischenzell-
spalten des Endothels".

Ob die „Klebrigkeit" der Endothelien auf der durch die Cytoplasmafortsätze
bedingten „rauhen" Zelloberfläche beruht oder gar Zeichen einer restlichen Zell-
aktivität im Sinne einer beginnenden oder zu schwachen Phagocytose ist, ist von
uns aus nicht zu entscheiden. Das Phänomen der Tuscheanlagerung erleichterte
die Diagnose der Lymphcapillaren jedenfalls beträchtlich.

Ein weiterer Befund an den Capillarendothelien war auffällig und ermöglichte selbst die Diagnose einer kollabierten tuschefreien Lymphcapillare. Bei Durchsicht der histologischen Präparate fiel nämlich auf, daß die

Abb. 6. Perilobuläre Lymphcapillare (postmortale Tuscheinjektion; Mensch). An den Endothelkernen angelagerte Tuschepartikel; Bild der „schwarzen Perlen" an den Endothelwänden

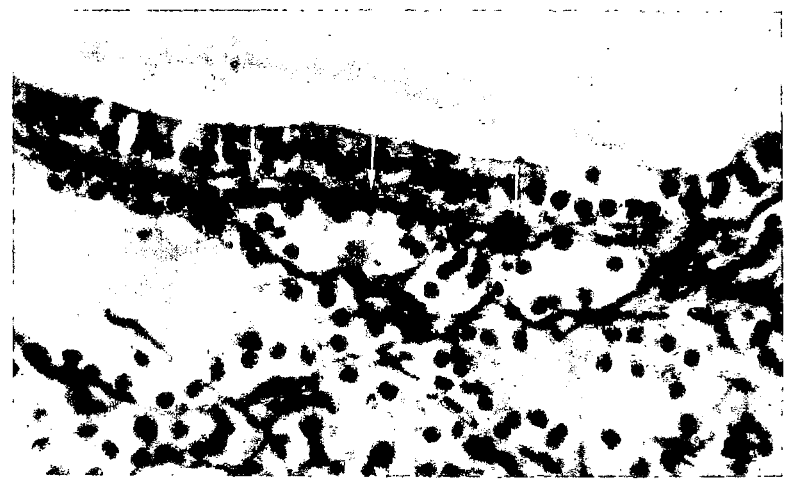

Abb. 7. Perifollikuläre Lymphcapillare (postmortal; Mensch). Kollabierte Lymphcapillarstrecke an der im Bild waagerecht verlaufenden Follikelwand. Charakteristische Doppelreihe der Lymphcapillarendothelkerne (Pfeile)

Endothelkerne in längsgetroffenen Capillaren oft auf beträchtlicher Strecke
bei eröffnetem Lumen als einander korrespondierende Kerne sich gegen-

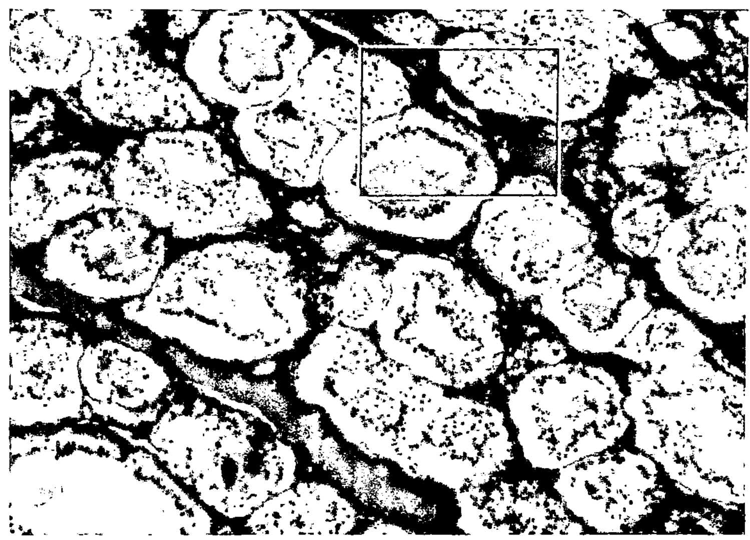

Abb. 8 a

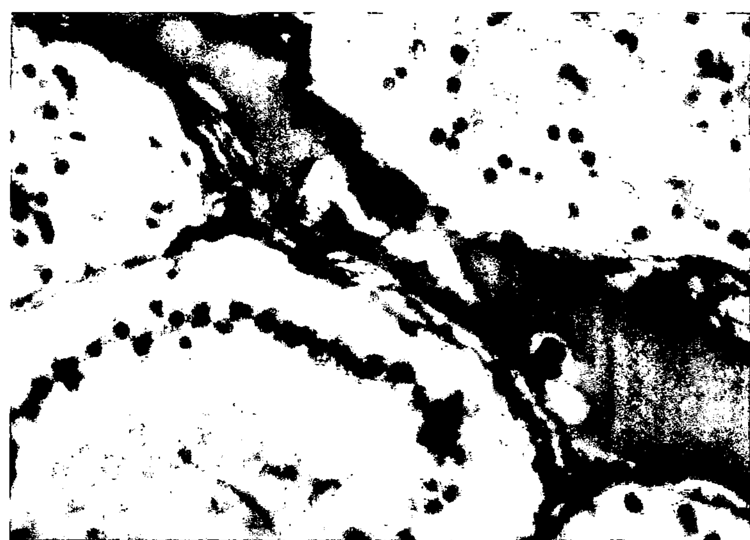

Abb. 8 b

Abb. 8 a u. b. Perifollikuläre Lymphcapillare (postmortale Tuscheinjektion, Mensch).
Follikel mit anliegender Blutcapillare (Erythrocytengeldrolle) und zugehöriger
Lymphbahn. b Ausschnitt

über lagen. Bei kollabiertem Lumen bildeten sie entsprechend eine Doppelreihe (Abb. 7). Besonders eindrucksvoll war dieser Befund bei abwechselnd eröffneter und kollabierter Capillarstrecke.

Als ein Kriterium der Lymphcapillaren imponierte auch in der Schilddrüse ihre Fähigkeit zu Kaliberschwankungen. Diese Eigenschaft ist verständlich, da die Lymphcapillaren nur aus einer Endothelschicht bestehen, die mit einem Gitterfasernetz umsponnen ist, und die mit dem umgebenden Bindegewebe in direkter, straffer Verbindung stehen. Daher sind die Lymphcapillaren in ihrer Gestalt völlig von umgebenden Gewebsstrukturen abhängig und ihre Wandungen legen sich diesen eng an.

Nach einiger Übung konnte die Diagnose „Lymphcapillare" hinreichend genau gestellt werden. Es bereitete schließlich keine Schwierigkeiten mehr, aus dem Mosaik der Einzelbeobachtungen Prinzip und Aufbau des intrathyreoidalen Lymphbahnnetzes beim Menschen zu erkennen.

Blut- und Lymphcapillaren, die im Schilddrüsenstroma dicht beieinander liegen, konnten leicht unterschieden werden. Beiden Gefäßarten kommen eigene Erkennungsmerkmale zu. Die Lymphcapillaren führen niemals Erythrocyten, während die Blutcapillaren völlig tuschefrei zu finden sind. Die Lymphcapillaren weisen fast ausnahmslos — wohl infolge ihrer Kaliberschwankungen — längliche, spaltförmige Schnittbilder auf, während die Schnittäquivalente der Blutcapillaren fast ebenso ausnahmslos runde oder zumindest rundliche, oft erythrocytengefüllte Querschnitte darstellen, in deren Wandungen vergleichsweise plumpere Endothelkerne eingebettet liegen. Außerdem besitzen die Blutcapillaren eine unmittelbare, intimere Beziehung zu den Follikelwänden als die Lymphwege. Diese schmiegen sich nur dann eng an die Wände der Follikel an, wenn sie nicht durch Blutcapillaren von ihnen getrennt werden (Abb. 8).

D. Die intrathyreoidalen Lymphbahnen

Das intrathyreoidale Lymphbahnsystem bei Mensch und Tier ist entsprechend den meisten Angaben des Schrifttums in drei Abschnitte zu gliedern. Das Quellgebiet des Systems fanden wir in der Erwachsenenschilddrüse im perifollikulären Raum. Jeder Follikel wird hier von Lymphcapillaren umfaßt, die sich an den Grenzen der einzelnen Schilddrüsen-Läppchen zu den perilobulären Bahnen vereinigen. Die Läppchenbahnen münden schließlich in die großen Trabekelbahnen, die Anschluß an das extrathyreoidale Lymphgefäßsystem besitzen. Diese grundsätzlichen Zusammenhänge wurden bei postmortalen Untersuchungen der Schilddrüsen von 10 Erwachsenen (Durchschnittsalter 61,6 Jahre) erkannt (HERBERHOLD [114]).

Wie viele Organe unterliegt auch die Schilddrüse im Laufe des Lebens Wandlungsprozessen, so daß sich von der Fetalzeit bis ins Senium verschiedene Strukturbilder der Schilddrüse zeichnen lassen, die durch den jeweiligen Verteilungsgrad von Parenchym und Stroma gekennzeichnet sind (MÜLLER [184]; EICKHOFF [75]; SEMEINA [247]; SUGIJAMA [268, 269]). Eine Beschreibung der intrathyreoidalen Lymphbahnen der Erwachsenenschilddrüse hat daher altersabhängige Gewebsveränderungen zu berücksichtigen. Die Erwachsenenschilddrüse weist ein ausgewogenes Verhältnis von Follikeln und Bindegewebe auf. Während der weiteren Altersentwicklung der Schilddrüse nimmt der Bindegewebsanteil zu. Es setzt eine allgemeine Parenchymfibrosierung bei gleichzeitig steigender Größenpolymorphie der Follikel ein (EICKHOFF [75]). In extremen Bildern findet man Zellkonglomerate zusammengesinterter Follikel, wie sie bereits MÜLLER [184] beschrieben hat. In derartig veränderten Parenchymbezirken ist nicht nur die hämatogene Versorgung alteriert. Isotopenstudien weisen auch die funktionelle Ruhigstellung des Gewebes nach (KÜHNE u. BILLION [159]; BÖRNER [30]; KLEIN [144]).

Die Kenntnis dieser Grundvorgänge ist sowohl für die Untersuchung wie für das Verständnis des Aufbauprinzips des intrathyreoidalen Lymphbahnsystems eine Voraussetzung.

Besonders die Arbeiten der Grauschen Schule (GRAU [102, 103, 104]; KRAUS [153, 154, 155, 156]) haben immer wieder durch experimentelle Untersuchungen herausgestellt, daß Lymphbahnen allein im kollagenen Bindegewebe anzutreffen sind. Dieser wesentliche Befund konnte in unseren Untersuchungen des Lymphbahnsystems der Schilddrüse und anderer Organe (Thymus; Tonsillen; Nebenniere; Pankreas; Leber) immer bestätigt werden. Er bietet auch die Erklärung dafür, daß in den medullären Organen oder Organbezirken selbst mit der „physiologischen Injektion" keine oder höchst spärliche Lymphcapillaren nachgewiesen werden können (z. B. GRAU u. KARPF [104]. Es versteht sich von selbst, daß dann auch die intraparenchymatöse Farbstoffinjektion versagt.

Das typische Lymphbahnnetz der Erwachsenenschilddrüse ist somit nur in den Organteilen zu suchen und zu finden, die noch nicht von Involutionsprozessen betroffen sind. Es ließ sich immer wieder beobachten, daß der Reichtum an Lymphcapillaren in den sklerosierten Gewebsbezirken zunahm. Das entspricht Beobachtungen in ähnlichem Zusammenhang von SHDANOW [256] und RUSZNYÁK et al. [237].

Zwischen dem Lymphbahnnetz der Schilddrüsen Erwachsener (Mannesalter) und dem von Greisen bestehen somit keine qualitativen, sondern nur quantitative Unterschiede, die durch die erwähnten Umbauprozesse mit wachsendem Lebensalter verursacht sind. Nach Abschluß der Entwicklung und des Körperwachstums setzen diese Involutionen bereits ein, erhalten aber erst im Senium ihre charakteristische morphologische Ausprägung [74, 75].

Auf diese Zusammenhänge ist großer Wert zu legen, damit von vornherein Mißverständnisse vermieden werden.

D 1. Die perifollikulären Lymphcapillaren

In der Erwachsenenschilddrüse sind Lymphcapillaren in der Umgebung eines jeden Follikels zu finden. Entweder sind diese perifollikulären Lymphcapillaren bei einer Injektion mit Farbstoff unterschiedlich stark gefüllt bzw. infolge der resultierenden allgemeinen Lymphbahnerweiterung sichtbar. Im kollabierten Zustand können sie an der charakteristischen Form und Lagerung der Kerne ihrer Endothelien identifiziert werden (Abb. 7). Die erweiterten Lymphcapillaren finden sich vornehmlich in den Zwickeln benachbarter Follikel oder dort, wo sich die Kuppen zweier Follikel auf eine gewisse Distanz nähern. Liegen Follikel eng beieinander, so ist die interfollikuläre Capillarstrecke meist komprimiert, um sich aber meistens zum nächsten follikelfreien Zwickel wieder zu eröffnen.

Im Schnittbild sind die perifollikulären Lymphcapillaren ausnahmslos schmal, lang oder spaltförmig. Nirgends erkennt man einen kreisrunden oder ovalen Anschnitt einer Lymphcapillare. Daraus ist der Schluß zulässig, daß die perifollikulären Lymphcapillaren sinus- oder schalenförmige Gebilde sind. Bei umschriebener Kompression dieser Capillaren braucht die intravasale Strömung also nicht unterbrochen zu werden.

Von BARTELS [10, 11] wird eine sinusartige Gestalt der perifollikulären Lymphcapillaren injektionsbedingten Artefakten zugeschrieben. Da in unserem Material alle Lymphcapillaren diagnostiziert werden konnten und sich ausnahmslos in ihren Schnittbildern als endothelausgekleidete Spalten zeigten, möchten wir die sinusoide Form der perifollikulären Lymphräume als normal ansehen. Damit besteht Übereinstimmung zu den Beschreibungen von NAWALICHIN [187], ZEISS [303], BIONDI [25], BOZZI [34], KULENKAMPFF [160], SHDANOW [254, 255] und SEMEINA [247, 248].

Während man bei histologischen Studien gewohnt ist, daß sich die Blutbahnen als selbständige Gebilde den übrigen Strukturen angliedern, erkennt man die Lymphbahnen in ihrer Gestalt als völlig abhängig und formbar durch ihre Nachbarschaft. Stroma- wie Parenchymanteile beanspruchen auf Kosten der Lymphwege ihren Platz. Die auf engstem Raum zu beobachtenden Kaliberschwankungen, die seit altersher als kennzeichnend den Lymphcapillaren zugeschrieben werden, sind nicht Folge aktiver Capillarkontraktionen, sondern Ausdruck der passiven Formbarkeit durch benachbarte Strukturelemente (Abb. 8).

Der mittlere interstitielle Gewebsdruck kann mit 70 mm H_2O angenommen werden (etwa 5 mm Hg). Der mittlere Druck im Truncus cervicalis des Hundes beträgt 3,2 cm H_2O, d. h. etwa 0,24 mm Hg. Der Lymphcapillardruck in der zum Halslymphstamm nebengeschalteten Schilddrüse kann niedriger veranschlagt werden. Vergleichsweise ist mit einem mittleren Druck der Blutcapillaren von etwa 270 mm H_2O (20 mm Hg) zu rechnen (RÉNYI-VÁMOS [223]). Demnach überwiegt der mittlere Blutcapillardruck dem Gewebsdruck, d. h. die Blutcapillaren sind unter normalen Umständen immer durchgängig und gefüllt und werden nicht von der Umgebung geprägt bzw. komprimiert.

Hieraus ergibt sich einmal, daß in einem experimentell nicht beeinflußten Gewebe normalerweise keine Lymphbahnen entfaltet sind. Zum anderen ist auf Grund der physikalischen Gegebenheiten anzunehmen, daß eine Vielzahl von intraorganellen Lymphbahnen, die durch eine intraparenchymatöse oder „physiologische" Injektion möglicherweise erweitert werden, nach Beendigung des Injektions-

vorganges aber wieder kollabieren. Selbst unter optimalen Bedingungen wäre also
eine bleibende, vollständige intrathyreoidale Lymphbahnfüllung kaum anzutreffen.

Die Einschränkung „normal" ist deshalb notwendig, da zwar auch in den sklerosierten Bezirken der senilen Schilddrüse noch vereinzelt perifollikuläre Lymphcapillaren nachweisbar sind, doch ihre Regelmäßigkeit wie in Schilddrüsen ohne
Altersumwandlungen vermißt wird.

Die Lymphcapillaren der Schilddrüse zeigten gegenüber den allgemeinen Vorstellungen über Lymphcapillaren keine Abweichungen. Die Endothelkerne der Lymphwege waren immer deutlich zu erkennen. Ein Gitterfasernetz ließ sich mit entsprechenden Färbungen nicht finden. An einigen
Stellen schienen zarte kollagene Fasern vorhanden zu sein, jedoch waren
diese Befunde zu ungewiß. Es ist daraus zu schließen, daß die perifollikulären Lymphcapillaren der menschlichen Schilddrüse analog den Verhältnissen anderer Regionen im wesentlichen von einer zarten Endothelhaut gebildet werden.

Hervorzuheben ist die Topographie an der Wand des einzelnen Follikels
mit der charakteristischen Folge Follikelwand mit Basalmembran — Bindegewebe — Blutcapillare — Lymphcapillare — (s. S. 32). Die Kenntnis dieser Gewebsanordnung kann mit Blick auf den Sekretionsmechanismus das
Verständnis der Schilddrüsenfunktion erleichtern (Abb. 8).

Aus den Einzelbefunden über Verteilung, Gestalt und Beschaffenheit
der intrathyreoidalen Lymphcapillaren sowie aus der Kenntnis über die
Topographie an der Follikelwand ergibt sich die Gesamtvorstellung vom
perifollikulären Beginn des intrathyreoidalen Lymphbahnnetzes. Als wesent-
liches Ergebnis kann gegenüber den bisherigen Berichten herausgestellt werden, daß in der Schilddrüse des erwachsenen Menschen jeder normale Follikel von Lymphcapillaren umgeben wird.

Nach diesem Ergebnis kommt der menschlichen Schilddrüse im Vergleich
zur tierischen Thyreoidea das reichhaltigste Lymphbahnnetz zu. Ausbildung
und Verteilung des Lymphbahnnetzes neben der bekannten charakteristischen Lobulusbildung sind weitere strukturelle Unterscheidungsmerkmale
zwischen menschlicher und tierischer Schilddrüse.

D 2. Die perilobulären Lymphbahnen

Im perilobulären Bindegewebe, das hauptsächlich aus kollagenen Zügen
und nur äußerst wenigen elastischen Fasern besteht, liegen die gleichgeordneten perilobulären Lymphbahnen. Sie entstehen aus den Zusammenflüssen
der perifollikulären Ursprungsnetze.

Bei der histologischen Prüfung besteht auch die Wand der perilobulären
Lymphbahnen nur aus einer einschichtigen Endothellage. Die Kerne der
Endothelien sind in ihrer typischen Form als schmal-ovale Gebilde erkennt-

lich. Auch sie besitzen offenbar eine besondere Affinität zu den Partikeln der injizierten Tusche, da sie oft von den dunklen Farbstoffbröckchen mehr oder weniger dicht behaftet sein können. So imponieren die Endothelkerne in den perilobulären Lymphbahnen vielfach auf weite Strecken als Reihen schwarzer Perlen (Abb. 6).

Die Einmündungen der perifollikulären Capillaren in die perilobulären Anschlußbahnen sind entweder als offene Kommunikationen (Abb. 9) oder als trichterförmige Erweiterungen einer bis zu dieser Stelle komprimierten Capillare nachzuweisen.

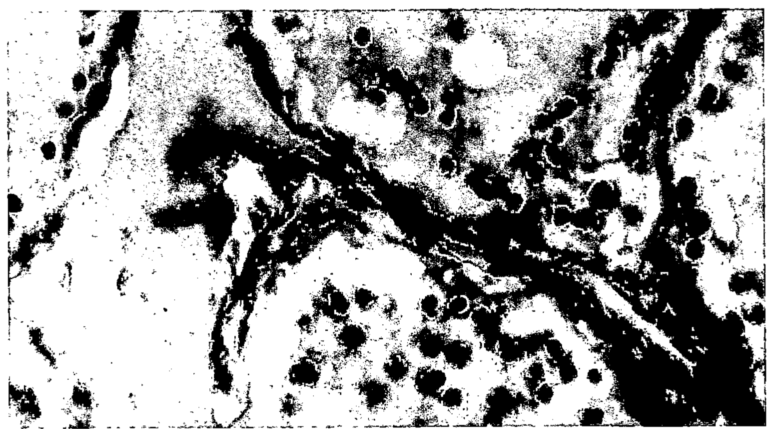

Abb. 9. Mündung einer perifollikulären in eine perilobuläre Lymphbahn (postmortale Tuscheinjektion; Mensch)

Die Dichte der injizierten Tusche ist in den perilobulären Lymphwegen insgesamt geringer als in den meisten perifollikulären Capillaren. Während diese oft einen homogenen, schwarzen Inhalt führen, imponieren die perilobulären Bahnen in ihrer Mehrzahl als erweiterte Lymphstraßen mit völlig ungefärbtem oder gleichmäßig grauem Inhalt. Intravasale Schlierenbildungen als Zeichen der Vermischung von Injektionsflüssigkeit und Lymphbahninhalt sind außerdem zu beobachten (Abb. 5). Somit macht die Identifizierung dieser schon größeren intrathyreoidalen Lymphwege kaum noch Schwierigkeiten, da sie sämtlich als endothelausgekleidete Bahnen zu erkennen sind und der ins Parenchym eingebrachte Farbstoff ihre Grenzen nicht überlagert oder unkenntlich macht.

Ähnlich wie zwischen mehreren benachbarten Follikeln die sog. Zwickel ausgespart waren, sind auch entsprechende interlobuläre parenchymfreie Bezirke zu beobachten. In diesen Räumen fließen die gleichgeordneten perilobulären Lymphbahnen zusammen und bilden regelrechte „Lymphtümpel". Auffallend ist, daß die Lymphbahnen hier regelmäßig einen Bindegewebs-

strang umscheiden, der sowohl eine Arterie wie eine Vene führt (Abb. 10).
Den interlobulären Zwickeln kommt also offenbar eine besondere Bedeutung zu, da Blut- und Lymphversorgung benachbarter Lobuli in ihnen in
eine auffällige örtliche Beziehung zueinander treten, so daß wir in der Vereinigung von perilobulärer Arterie, Vene und Lymphbahnen die Bilder
eines Läppchenhilus erkennen.

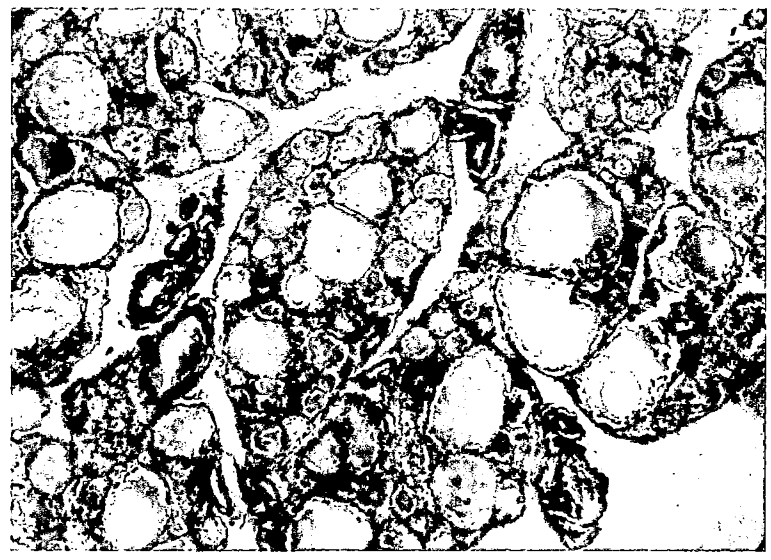

Abb. 10. Schwimmende Lobuli mit Darstellung mehrerer Läppchenhili (postmortale
Tuscheinjektion; Mensch)

Da dieser Befund konstant zu erheben war, liegt es nahe, dieses Bauprinzip
innerhalb der Schilddrüse mit funktionellen Vorgängen zu verknüpfen. Anhalt dazu bieten die bereits vorliegenden Nachweise eines intrathyreoidalen Funktions-
wechsels von Follikeln oder Follikelgruppen (Einzelheiten s. EICKHOFF [75]). Die
Mikropunktion der drei Gefäßgattungen am Läppchenhilus mit anschließender
Analyse der gewonnenen Proben wäre zweifellos eine lockende Aufgabe, die diese
Hypothese klären helfen könnte. Die möglichen strukturell-funktionellen Beziehungen entsprechen der Modellvorstellung einer „gland unit" (WILLIAMSON [291])
sowie der stereohistologischen Rekonstruktion des Schilddrüsengewebes von SHDA-
NOW [254].

Die Schnittbilder der Läppchenlymphbahnen sind noch eindrucksvoller
als die der perifollikulären Capillaren. Diese liegen meist nur einem kleinen Teil einer Follikeloberfläche an, so daß man das Bild des sog. „schwim-
menden Follikels" der Hundeschilddrüse (KRACHT, HORST, EICKHOFF [152])
hier kaum zu entdecken vermag. Im nachgeordneten Parenchymbereich ist

dagegen nach einer interstitiellen Injektion ein sog. „schwimmender Lobulus" immer wieder zu sehen (Abb. 10). Die erweiterten perilobulären Lymphbahnen trennen die Läppchen so voneinander, daß deren Grenzen unschwer erkannt werden können. Verfolgt man eine Läppchenlymphbahn weiter bis zu ihrer Vereinigung mit der des Nachbarlobulus, so trifft man mit Sicherheit auf den erwähnten gefäßführenden Bindegewebsstrang nahe oder inmitten eines „Lymphtümpels". Umgekehrt erlaubt im Zweifelsfall die Nachbarschaft eines solchen gefäßführenden Bindegewebsstranges zu einer Lymphbahn deren Determinierung als Läppchenlymphbahn.

Auf Form und Gestaltung der perilobulären Lymphbahnen besitzen die umgebenden Gewebsstrukturen nicht mehr den unmittelbaren Einfluß, wie es im perifollikulären Quellgebiet des intrathyreoidalen Lymphbahnnetzes der Fall war. Zwar vermögen auch vorstehende Follikelgruppen oder stärkere Blutgefäße die Wand einer perilobulären Lymphbahn zu verformen, eine vollständige Bahnkompression aber nicht mehr zu bewirken. Das Läppchenbindegewebe ist dichter und breiter als im perifollikulären Bereich, und die in ihm verlaufende Lymphbahn erhält dadurch größere Stabilität. So haben die perilobulären Bahnen zum funktionstragenden Epithel der Schilddrüse schon keine unmittelbare Beziehung mehr. Die resorptive Funktion des Ursprungsgebietes verändert sich in diesem nächsten Abschnitt des intrathyreoidalen Lymphbahnsystems zu vornehmlich fortleitender Tätigkeit. Aus diesem Grunde wurde anfangs (vgl. S. 14) vorgeschlagen, den Terminus „Capillare" dem perifollikulären Lymphweg vorzubehalten, die übrigen klappenfreien Strecken als „Bahnen" zu deklarieren.

D 3. Die trabekulären Lymphbahnen

Die letzte Strecke des intrathyreoidalen Lymphbahnnetzes bilden die trabekulären Lymphwege. Sie sind die kaliberstärksten Bahnen des Systems und ordnen sich nicht mehr zu dichtverflochtenen, dreidimensionalen Netzen wie die perifollikulären und perilobulären Abschnitte, sondern nehmen entsprechend der Anordnung der derberen Bindegewebstrabekel radiären Verlauf zur Schilddrüsenoberfläche.

In der Wand der Trabekelbahnen findet man deutliche bindegewebige Verstärkungen durch kollagene Fasern, die mitunter von vereinzelten glattmuskulären Elementen durchflochten sind. Als bedeutsamste Neuerung treten in diesen Lymphbahnen erstmalig einzelne Segelklappen auf (Abb. 11). Diese Eigenschaften der Trabekellymphbahnen deuten bereits den Übergang zu den extrathyreoidalen Lymphgefäßen an, der sich in der Organkapsel vollzieht.

Eine weitere Zunahme einer funktionellen Selbständigkeit der Trabekelbahnen wird aus den Beziehungen zu ihrer Umgebung deutlich. Das ver-

gleichsweise feste Bindegewebsbett läßt keine nennenswerte Wandverfor-
mung mehr zu. Die trabekulären Lymphbahnen erfüllen innerhalb des
Schilddrüsenparenchyms nur noch reine Transportfunktion. Die im perifollikulären Quellgebiet und evtl. noch in Läppchenbereichen gebildete
Lymphe wird von ihnen an die extrathyreoidalen Gefäße nur noch weiter-
geleitet.

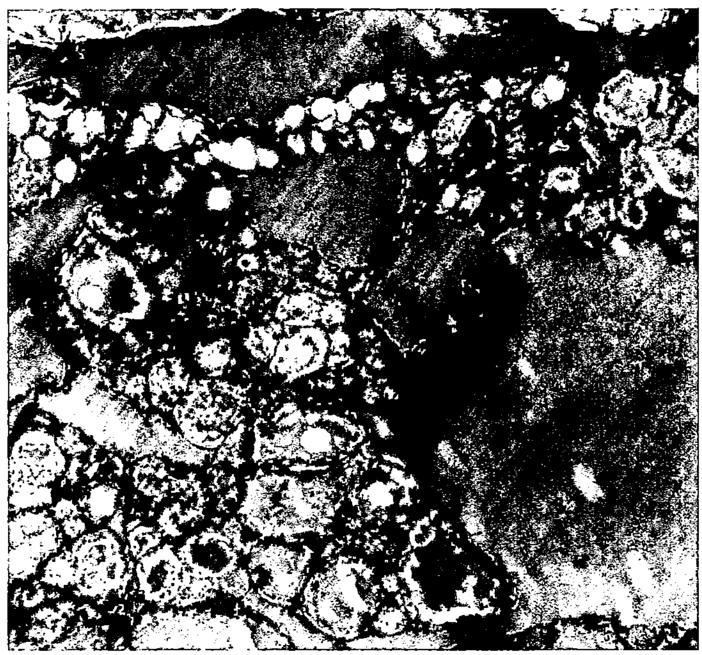

Abb. 11. Trabekellymphbahnen mit Klappen (postmortale Tuscheinjektion; Mensch)

Besondere Fragestellungen sind mit den Trabekellymphbahnen im Schrifttum
nicht verbunden worden. Ab und zu tauchen an wenigen Stellen Meinungsverschiedenheiten darüber auf, ob diese Bahnen regelmäßig klappentragend sind (ZEISS
[303]; FREY [93]; PODACK [209]; KULENKAMPFF [160]) und ob sie in ihrem Verlauf von Blutgefäßen oder umgekehrt Blutgefäße von ihnen umgeben werden
(KULENKAMPFF [160]). Die Meinungsverschiedenheiten können durch neuere Untersuchungsergebnisse als beseitigt gelten. In der Hundeschilddrüse sind die Trabekellymphbahnen regelmäßig klappentragend (KRACHT, HORST u. EICKHOFF [152]),
während ihnen in der Erwachsenenschilddrüse sowohl nach den histologischen wie
den lymphangiographischen Befunden nur vereinzelte Klappen zugesprochen werden können.
	Hinsichtlich der nachbarlichen Beziehungen zwischen trabekulären Lymphbah-
nen und Blutgefäßen sprechen unsere Befunde eindeutig dafür, daß die Blutgefäße
in einer Lymphscheide der Schilddrüsenoberfläche zustreben. Insgesamt vergleichbare
Resultate erzielte SEMEINA [247].

D 4. Das Volumen des intrathyreoidalen Lymphbahnnetzes

Nach der Besprechung der morphologischen und topographischen Einzelheiten des intrathyreoidalen menschlichen Lymphbahnnetzes sind noch wichtige Fragen offen, die z. T. auch in Zukunft nur schwer exakt zu beantworten sein dürften. Sie betreffen das Volumen der einzelnen Bahnabschnitte bzw. des gesamten intrathyreoidalen Lymphbahnnetzes sowie seine Ausflußmenge in der Zeiteinheit unter normalen oder pathologischen Umständen. Mit experimentellen Resultaten können die angedeuteten Fragen heute noch nicht vollständig beantwortet werden. Anhalt für eine größenordnungsmäßige Vorstellung vom Lymphbahnvolumen in der Schilddrüse bieten jedoch die Injektionsversuche und die Beobachtungen bei der intravitalen Punktion der Halslymphgefäße. Einzelheiten werden unter G 1 gebracht. Welche Bedeutung dem intrathyreoidalen Lymphbahnvolumen in funktioneller Hinsicht zukommt, wird in Kapitel H dargelegt.

Die russischen und ungarischen Schulen haben in vielfältigen Veröffentlichungen gezeigt, daß die Volumina der intraparenchymatösen Lymphapparate insgesamt geringer zu veranschlagen sind als die der entsprechenden Blutgefäßapparate (SHDANOW [254, 256]; RÉNYI-VÁMOS [223]).
Diese Schätzungen sind mit Zurückhaltung aufzunehmen, da die für den Blutgefäßapparat gebräuchlichen Berechnungsmethoden nicht auf das Lymphbahnsystem übertragen werden können.
Plastische Rekonstruktionen und stereomorphologische Verfahren bringen am lymphatischen Gefäßapparat nur ungenaue Ergebnisse, weil meistens zu geringe Angaben über Zahl und Volumen der Lymphbahnen gemacht werden. Außerdem bleibt ihre enorme Dehnungsfähigkeit bei entsprechenden Berechnungen unberücksichtigt.

Die moderne Physiologie der Lymphgefäße (RUSZNYÁK und seine Schule) unterbaut, daß der Lymphgefäßapparat weniger einem *Volumen-*, sondern mehr einem *Stoff*-Transport dient. Das erhellt u. a. daraus, daß die Lymphwurzeln die Fähigkeit besitzen zu phagocytieren, ihren Inhalt zu konzentrieren und ihn sogar zu speichern. An die Beteiligung des Lymphgefäßapparates an entzündlichen und immunbiologischen Vorgängen sei in diesem Zusammenhang erinnert. Da die Lymphentstehung zu sehr variablen Faktoren unterworfen ist, kann keine charakteristische Lymphmenge für Zeiteinheit und ein bestimmtes Quellgebiet angegeben werden. Weniger die Durchflußrate ist von Wichtigkeit, sondern die transportierte Substanzmenge und ihre Konzentration. Volumetrische Bestimmungen an Lymphbahnen bleiben zunächst problematisch und besitzen eine vordergründige Bedeutung vorläufig nur an den Zentralstellen des Lymphgefäßsystems (Ductus thoracicus usw.). Über celluläre und stoffliche Beimengungen der thyreoidalen bzw. cervicalen Lymphe berichtet Kapitel G.

E. Die extrathyreoidalen Lymphgefäße

Die detaillierte Beschreibung und Klassifizierung der extrathyreoidalen Lymphgefäße fußt auf immer wieder erhobenen postmortalen Befunden an den Halsorganen Erwachsener nach interstitieller Farbstoffinjektion (EICK-HOFF [71]).

Die Grenze zwischen intra- und extrathyreoidalen Lymphbahnen ist im Übergang von den trabekulären Lymphbahnen zu den Lymphgefäßen der Schilddrüsenkapsel zu sehen. In der Kapsel liegen die ersten Lymphgefäße, die durch konstanten Klappenbesitz ausgezeichnet sind. Das dichte Kapselgefäßnetz ist Sammelstation sämtlicher intrathyreoidal gebildeter Lymphe. Aus diesem superfizialen Lymphdepot entspringen die abführenden extrathyreoidalen Gefäße, die teils über zwischengeschaltete regionäre Lymphknotengruppen, teils aber auch direkt mit den cervicalen Lymphstämmen in Verbindung treten.

Unter extrathyreoidalen Lymphgefäßen verstehen wir also die Gefäße der Schilddrüsenkapsel und die Zuleitungsbahnen zum cervicalen System. Wird von einem extrathyreoidalen Lymphgefäß gesprochen, so sind die entsprechenden regionären Lymphknoten in diesen Begriff miteingeschlossen. Dabei ist allerdings nichts darüber ausgesagt, ob die betreffenden Lymphknotengruppen ausschließliche Filterstationen allein der thyreoidalen Lymphe sind.

E 1. Die Kapsellymphgefäße

Die ableitenden extrathyreoidalen Lymphgefäße entspringen an bestimmten Stellen der Schilddrüsenoberfläche aus dem Kapselgefäßnetz. Da diese Ursprungsstellen als typisch erkannt werden konnten, empfiehlt es sich, sie namentlich zu bezeichnen. Der Begriff des Schilddrüsenpols ist im Schrifttum zur näheren topographischen Beschreibung des Organs geläufig. Es wird von oberem und unterem Schilddrüsenpol gesprochen, wobei noch die Innen- und Außenkanten der Pole zu unterscheiden sind.

Die Schilddrüsenkapsel bildet einen doppellamelligen Organüberzug. Zwischen den beiden Kapselblättern liegt der gesamte oberflächliche Blut- und Lymphgefäßapparat. Die Zweischichtigkeit der Kapsel kann durch Gelatineinjektionen leicht nachgewiesen werden, wobei sich interlamelläre Brücken zeigen lassen, die unterschiedlich große Kammern trennen. Das „viscerale" Blatt steht mit dem bindegewebigen Gerüst der Schilddrüse in unmittelbarer Verbindung und kann als dessen superfiziale, flächige Ausbreitung angesehen werden. Das „parietale" Blatt besitzt direkten Kontakt mit dem Bindegewebe der Schilddrüsennachbarschaft. Beide Blätter sind als solche trotz fehlender scharfer Trennung zu erkennen.

An manchen Stellen des Schrifttums wird von dorsalen Lymphgefäßen der Schilddrüse gesprochen. Wir fanden bei allen Präparationen an der Rückseite der Schilddrüse ein besonders derbes Bindegewebe, das ihre Verankerung am Larynx bzw. der Trachea ausmachte. In diesem Bereich war eine doppelblättrige Kapsel nicht mehr nachweisbar. Infolgedessen fanden wir hier keine regelmäßigen thyreoidalen Lymphgefäße, wenngleich sich auch einzelne tuschegefüllte Bahnen dorthin verirren konnten. Offenbar sind die Stellen der bindegewebigen Schilddrüsenfixierung weitgehend lymphgefäßfrei.

Innerhalb des interlamellären Kapselgefäßnetzes sind keine kontinuierlichen Volumenzu- oder -abnahmen in den Gefäßstraßen zu erkennen, soweit bei der Engmaschigkeit des Netzes überhaupt von isolierten Gefäßstraßen gesprochen werden kann. Es finden sich vielmehr sprunghafte Kalibervariationen. Auch Anastomosenbildungen bedingen grundsätzlich keine Gefäßvolumenzunahme (Abb. 12). Nach unseren Befunden ist fraglich, ob an der Schilddrüsenkapsel von einem zweischichtigen Lymphgefäßgeflecht gesprochen werden kann (u. a. SHDANOW [259]). Uns scheint dies nicht berechtigt und für die Funktion auch nicht erforderlich.

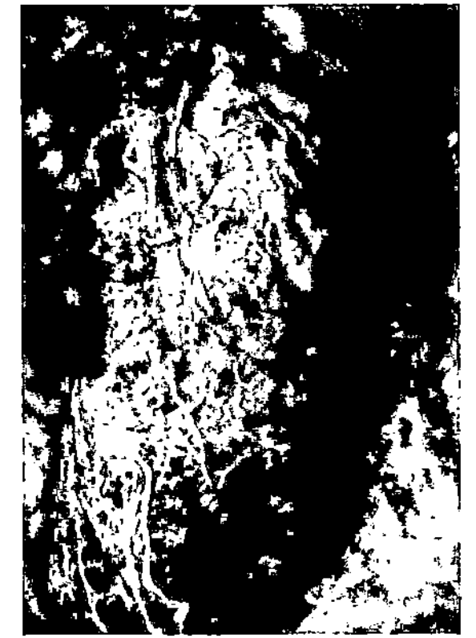
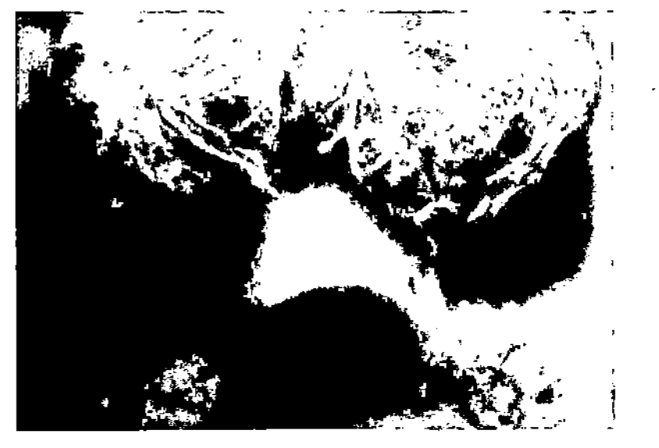

Abb. 12 a u. b. Kapsellymphbahnen mit Bariumsulfat gefüllt (postmortale Injektion; Mensch). a Ein Schilddrüsenlappen; Übersicht. b Untere Partie einer Schilddrüse, noch in Verbindung mit der Trachea. Die Lymphgefäße streben zu den Innenkanten der unteren Pole

Eine andere Zweiteilung des Lymphgefäßnetzes an der Schilddrüsenoberfläche ist dagegen bedeutsamer. Der Hauptteil der Kapselgefäße schließt sich nämlich in seinem Verlauf den Blutgefäßen an und nur ein kleinerer Teil nimmt selbständige Wege. Danach haben wir die Begleitgefäße der Blutbahnen als Trabanten-, die anderen als selbständige Kapselgefäße unterteilt (EICKHOFF [71]).

Von diesen Ergebnissen nehmen CHEVREL et al. [45] leider keine Notiz. Sie kommen aber bei ihrer Darstellung thyreoidaler Lymphgefäße zu den gleichen Resultaten und sprechen z. B. anstatt von Trabantengefäßen von „collecteurs satellites".

Die Trabantengefäße schließen sich an der Ventralfläche der Schilddrüse in der Mehrzahl den arteriellen Blutbahnen an, im Bereich der dorsalen Fläche den Venen. Diese Trennung innerhalb des Kapsellymphnetzes läßt sich noch weiter verfolgen, denn beide Lymphgefäßgattungen gehen an bevorzugten Stellen der Schilddrüsenoberfläche in die ableitenden Lymphgefäße über. Wir werden bei deren Besprechung darauf zurückkommen.

Die feingewebliche Untersuchung der Kapsellymphbahnen erbrachte ein Bauprinzip, wie es an den Lymphgefäßen des gesamten menschlichen Körpers zu finden ist. Auch die Wandungen der Lymphgefäße an der Schilddrüsenoberfläche sind dreischichtig gebaut. Glatte Muskelfasern mit entsprechender Anordnung scheiden Intima und Adventitia. Die letzte Schicht ist schwierig vom umgebenden Bindegewebe abzugrenzen. Elastische Fasern fehlen fast vollständig. Intimapolster, die aus längsverlaufenden Bündeln glatter Muskulatur gebildet sind, entsprechen der Fähigkeit zur Wanddehnung. In den Lymphgefäßen der Schilddrüsenkapsel treffen wir erstmals innerhalb der thyreoidalen Lymphstraßen auf den konstanten Befund intravasaler Klappen, die auf sämtlichen Bildern als zweisegelig erkennbar sind (Abb. 13).

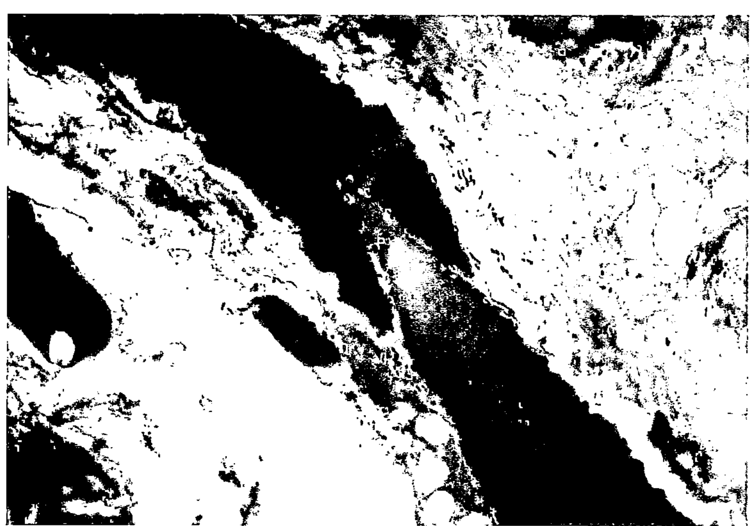

Abb. 13. Kapsellymphgefäß mit Segelklappe (postmortale Tuscheinjektion; Mensch)

Der histologische Aufbau der Kapsellymphgefäße einschließlich der Klappen wird im Schrifttum nicht besprochen. Diese sind als Endothelduplikaturen zu bezeichnen. Die Endothelschicht des Gefäßes überzieht ohne Unterbrechung eine feine bindegewebige Membran, die an der Gefäßwand ansetzt und ins Lumen reicht. Muskel- oder elastische Fasern fanden wir im

Klappenaufbau nicht. Auffällig ist immer wieder die Größe der Segelklappen. Ihre Länge übertrifft oft um ein Mehrfaches den Durchmesser des
zugehörigen Gefäßes. In dieser Eigenschaft liegt die Anpassungsmöglichkeit
an die Dehnungsfähigkeit der Lymphgefäße, denn großsegelige Klappen
garantieren selbst bei starker Kaliberzunahme noch einen ausreichend funk-
tionstüchtigen Schluß.

MALL [173] maß die Klappengröße und stellte fest, daß „zusammengefallene
Gefäße sich auf mindestens das Dreifache des Volumens ihres Durchmessers ausweiten lassen".

Die Länge der intervalvulären Gefäßstrecken variiert je nach Stärke
der Gefäße. Wir möchten den Klappenabstand in der Größenordnung von
einem bis mehreren Millimetern angeben. Insgesamt bieten die Gefäße das
Bild der Perlschnüre.

Die Verlaufsrichtung der Kapsellymphgefäße ist nicht an kontinuier-
licher Kaliberzunahme abzulesen. Sie wird vielmehr dadurch erkennbar,
daß die Lymphgefäße zu den Ursprungsstellen der Ableitungsbahnen hin
näher aneinanderrücken. Der Anastomosen- und Kollateralenreichtum der
Kapselgefäße ist sehr groß. Es bilden sich weniger Zuflüsse zu einem Haupt-
gefäß — wie beim Blutbahnsystem —, sondern eher Vereinigungen von
zwei Lymphgefäßen zu einem neuen. Daher ist eine Kaliberzunahme nicht
kontinuierlich und stetig, sondern mehr sprunghaft. Das gesamte Gefäßnetz
findet schließlich seinen Abfluß in relativ wenigen extrathyreoidalen Gefäßen.

Bereits in der frühen Literatur zum Lymphgefäßapparat der Schilddrüse wird
von einem dichten oberflächlichen Bahnnetz gesprochen (BOÉCHAT [29]; SAPPEY
[240]. Dieser überwiegend aus Tierversuchen gewonnene Befund scheint allgemein
anerkannt zu werden, denn Diskussionen darüber finden sich nicht. Beim menschlichen thyreoidalen Lymphgefäßapparat liegen offenbar besondere Verhältnisse vor,
denn KULENKAMPFF [152] beschrieb für die Neugeborenenschilddrüse einen „Lymphsack", der die Schilddrüse völlig umhüllt. Durch diesen Befund ergibt sich für die
Struktur des thyreoidalen Lymphgefäßnetzes von Neugeborenen und Erwachsenen
ein weiteres Unterscheidungsmerkmal (vgl. S. 10 ff.).

E 2. Die ableitenden thyreoidalen Lymphgefäße

Die Lymphgefäße der Schilddrüsenkapsel streben bestimmten Orten
der Organoberfläche zu, die Ursprungsstellen der ableitenden Bahnen werden. Die Verteilung dieser Ursprungsstellen an der Schilddrüsenoberfläche
ist konstant. Es variieren nur Zahl und Volumen der entstehenden Gefäße.

Die Unterscheidung der Kapsellymphgefäße in Trabanten- und selbständige Lymphgefäße ist auch für die ableitenden Bahnen zutreffend und soll
daher bei deren Besprechung beibehalten werden. Entsprechend der Inser-
tionsstellen der Blutgefäße finden wir Trabantenlymphbahnen am oberen
äußeren Schilddrüsenpol (A. und V. thyreoidea superior), an der Mitte der

Seitenkante (A. thyreoidea inferior) sowie am unteren äußeren Pol (V. thyreoidea inferior). Die selbständigen ableitenden Lymphgefäße verlassen die Schilddrüse an deren oberen und unteren inneren Polkanten.

In der Literatur fehlten seinerzeit originale photographische Abbildungen vom thyreoidalen und cervicalen Lymphgefäßgebiet. Es erschien uns daher lohnend, nach der Präparation der Lymphgefäße die fehlende Dokumentation nachzuholen. Dadurch wurde die Vorstellung von der Größe und Verzweigung dieses Gefäßsystems erleichtert und gleichzeitig eine bessere Grundlage für experimentelle Manipulationen geschaffen.

In allen Versuchen vereinigten sich die ableitenden Lymphgefäße der menschlichen Schilddrüse zu 5 Gefäßgruppen, so daß sich deren Systematisierung von selbst ergab. Aus Gründen der Präparation dieser z. T. haarfeinen Gefäße ließ sich eine photographische Gesamtansicht des ableitenden Systems nicht herstellen. Es können daher nur die charakteristischen Befunde einzelner Teilabschnitte wiedergegeben werden.

Der Überblick über die Entwicklung der Kenntnisse zum thyreoidalen Lymphgefäßsystem zeigt, daß die Untersuchungsbefunde der einzelnen Autoren zum extrathyreoidalen Lymphbahnsystem weitgehend übereinstimmen, wenn eine Trennung des Untersuchungsmaterials nach seiner Herkunft durchgeführt wird. Die Angaben von BARTELS [11], ROSSI [231, 232] und ROUVIÈRE [233a] sind mit unseren Befunden weitgehend deckungsgleich. Einen Bericht über alle bis dahin vorliegenden Befunde geben LANZ u. WACHSMUTH [162].

E 2.1. Die selbständigen oder Kantenlymphgefäße

Die selbständigen ableitenden Lymphgefäße verlaufen zunächst auf den Schilddrüsenrändern, bevor sie an den prominenten Punkten der Pole das Organ verlassen. Daher lassen sich diese Gefäße zusätzlich noch als Kantengefäße deklarieren. Im Vergleich zu den Trabantengefäßen besitzen die selbständigen oder Kantenbahnen ein deutlich kleineres Volumen. Ihre Zahl ist dazu geringer.

Die Kantenbahnen an den Innenseiten der oberen und unteren Schilddrüsenpole sind weitgehend gleichartig in Form und Verteilung. Sie streben zu regionären Lymphknoten am Larynx oder auf der Trachea, von denen dann Bahnen zu den tiefen, seitlichen cervicalen Lymphgefäßen abgehen.

Die Lymphgefäße der unteren, inneren Polecken sind im allgemeinen zahlreicher und stärker als ihre Pendants am oberen Pol. Manchmal ist es schwierig, sie wegen ihrer Nachbarschaft zu vornehmlich venösen Blutbahnen gemäß unserer Definition als selbständige Gefäße zu bezeichnen. Da aber in den meisten Fällen das eigenständige Verhalten gewahrt bleibt, ist diese Klassifizierung gerechtfertigt. Die Kapselgefäße mittleren bis kleineren Kalibers laufen zu den Innenecken der unteren Schilddrüsenpole zusammen und verlassen dort das Organ. Von hier ziehen sie sternförmig zu

wenigen Lymphknoten auf der Trachea, die Verbindungen zu den eigentlichen prätrachealen Lymphknoten entsenden. Dieses Verteilungsschema
wurde bei allen beobachteten Variationen grundsätzlich gewahrt (Abb. 14).

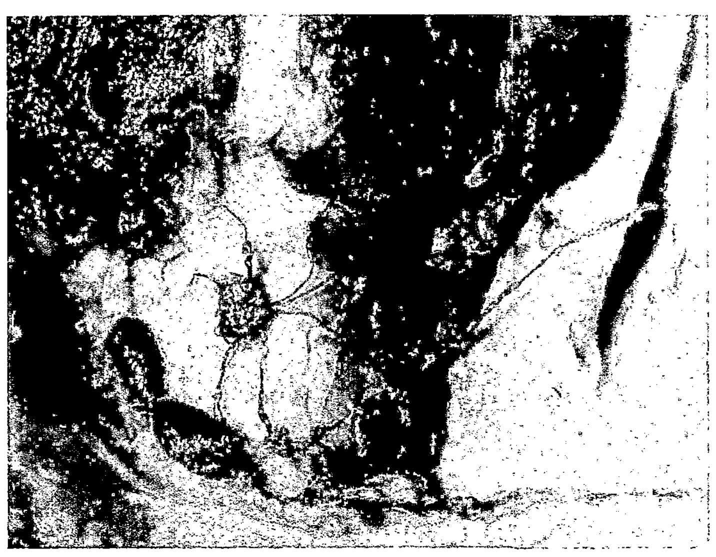

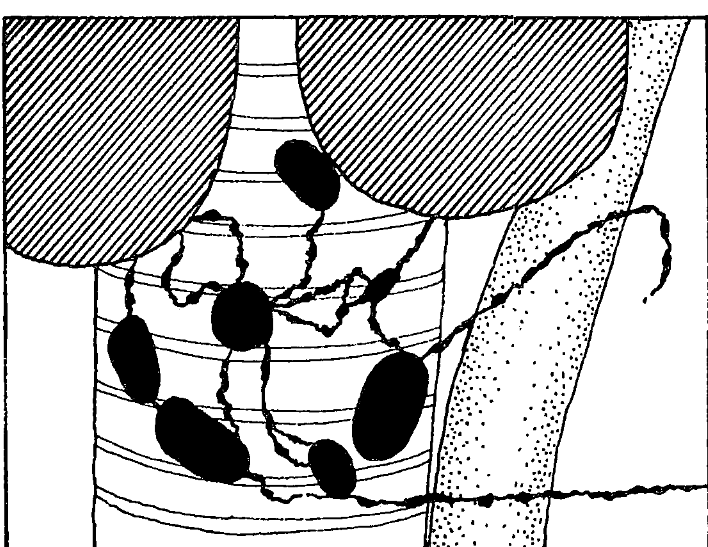

Abb. 14. Lymphgefäße der unteren inneren Schilddrüsenpole (postmortale Tuscheinjektion; Mensch)

Die selbständigen Lymphgefäße, die die inneren Ecken der oberen Organpole verlassen, bilden ähnliche Streckenmuster (Abb. 15—17). Auch hier streben allgemein sehr zarte Kapselgefäße zu den Polecken, verlassen

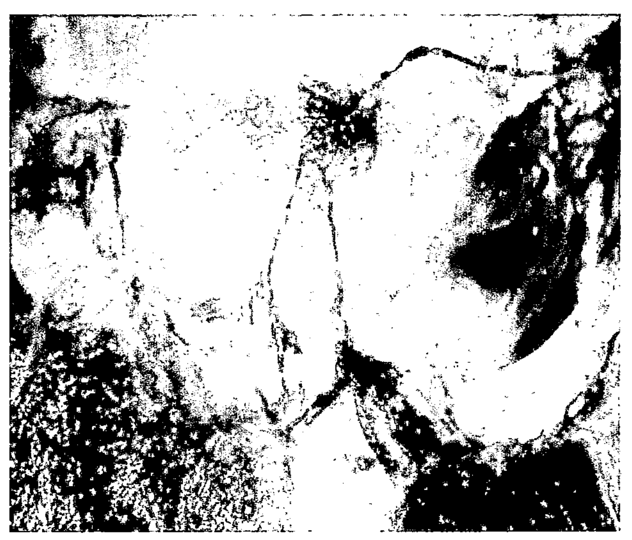

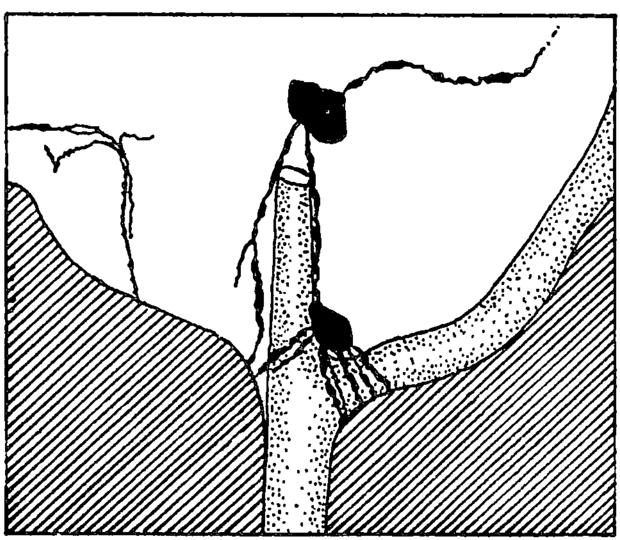

Abb. 15. Lymphgefäße der oberen inneren Schilddrüsenpole (postmortale Tusche-injektion; Mensch)

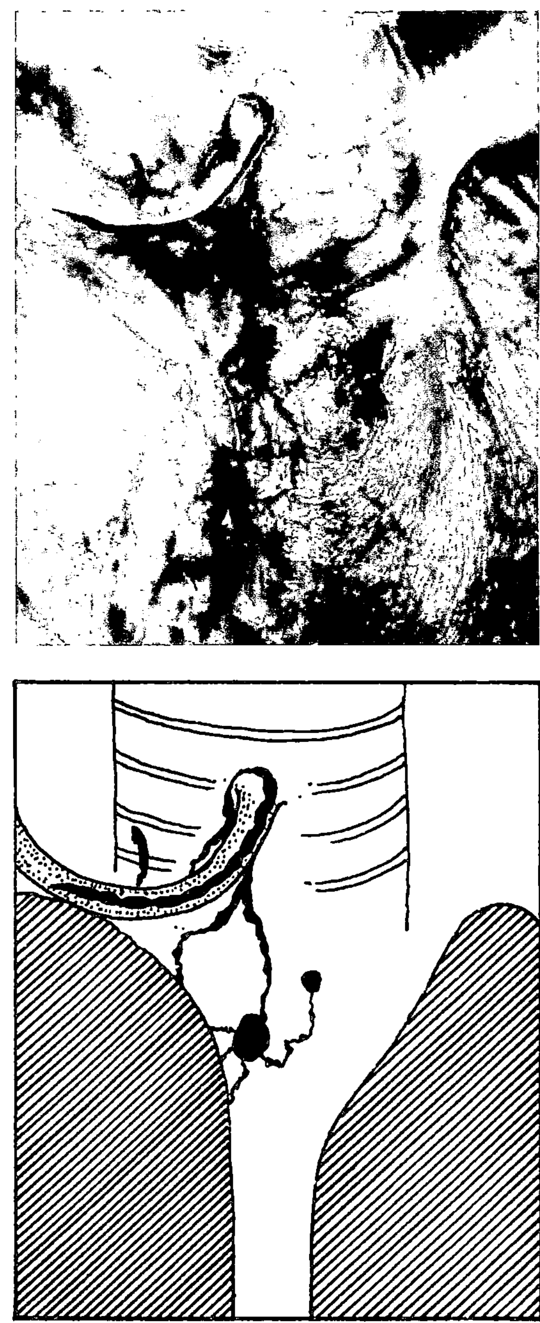

Abb. 16. Lymphgefäße der oberen inneren Schilddrüsenpole (postmortale Tusche-injektion; Mensch)

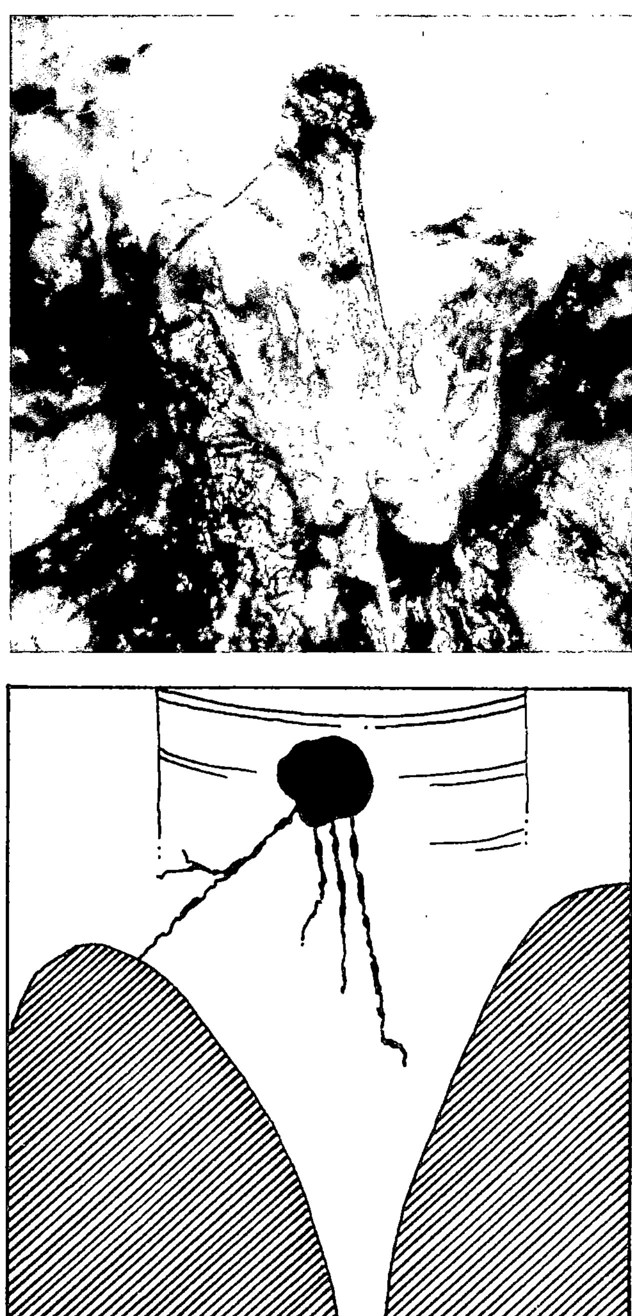

Abb. 17. Lymphgefäße der oberen inneren Schilddrüsenpole (postmortale Tuscheinjektion; Mensch)

den Drüsenkörper und ziehen dann zu einem meist solitären Lymphknoten, der vor dem Larynx liegt. Er gibt Verbindungen entweder zu weiteren prälaryngealen Knoten oder zu Gefäßen, die ohne weitere Unterbrechung zu den lateralen Halsbahnen verlaufen. Überwiegend findet sich ein symmetrisches Gefäßverhalten.

E 2.2. Die Trabantenlymphgefäße

Die Trabantengefäße begleiten die großen Blutbahnen der Schilddrüse. Meist legen sie sich ihnen bilateral an. Querverbindungen untereinander sind möglich, aber selten, so daß gewöhnlich kein leiterähnliches Lymphgefäßbild entsteht. Nach der Passage der ersten regionären Lymphknotenstationen kann sich diese Anordnung ändern. Meist divergieren dann auch die Verlaufsrichtungen von Blut- und Lymphgefäßen.

Die Trabantengefäße sind bedeutend voluminöser als die selbständigen ableitenden Lymphgefäße der Schilddrüse. Die Nachbarschaft zu den Blutgefäßen bedingt durch deren pulssynchrone Volumenschwankungen neben der vis a tergo einen auxiliaren Transportmechanismus des Lymphflusses.

Die Trabantengefäße des oberen äußeren Schilddrüsenpoles sind die stärksten ableitenden Lymphgefäße des Organs überhaupt (Abb. 18). Von den ventro- und dorsolateralen Schilddrüsenflächen streben die Gefäße der Polecke zu. In vielen Fällen verlaufen kaliberstarke Bahnen bereits auf der Schilddrüsenoberkante als Begleitung der entsprechenden Blutgefäße zu ihrem Austrittspunkt. Zahlreichere kleinere Trabantengefäße schließen sich den Hauptlymphstämmchen an. 2 bis 8 Trabantengefäße können den Drüsenkörper an dieser Stelle verlassen. Sie bilden als Begleiter von Arteria und Vena thyreoidea superior einen caudalkonkaven Bogen, der nach Tuscheinjektionen eindrucksvoll sich heraushebt. In den angiographischen Versuchen wurden die schönsten Bilder von dieser Lymphgefäßgruppe erzielt (Abb. 19).

In den meisten Fällen verlassen die Lymphgefäße im Scheitelpunkt des erwähnten Gefäßbogens die enge Nachbarschaft der Blutbahnen und verlaufen eigenständig zu den regionären Lymphknoten des seitlichen Halses. Der Lymphknoten im Winkel zwischen V. jugularis interna und V. facialis communis erhielt regelmäßige Zuleitungen von diesen Lymphgefäßen.

Wahrscheinlich entspricht dieser in seiner Größe bemerkenswerte Lymphknoten dem cervicalen Sammellymphknoten, wie er in besonderer Ausprägung beim Hund gefunden wird. Bei dieser Species entspringt aus dem Sammellymphknoten der solitäre großvolumige Truncus cervicalis.

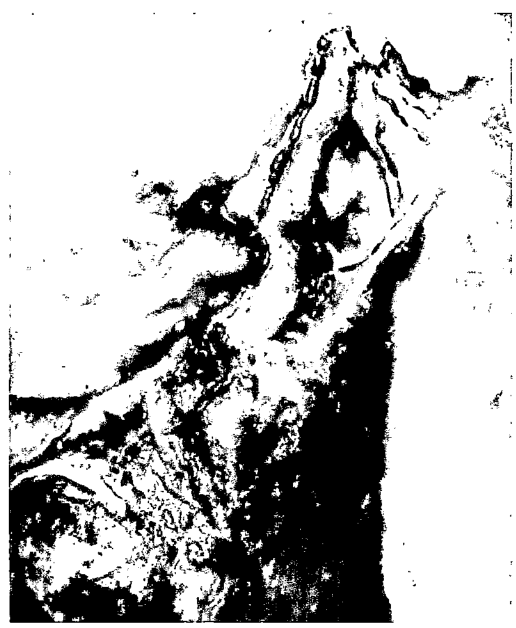

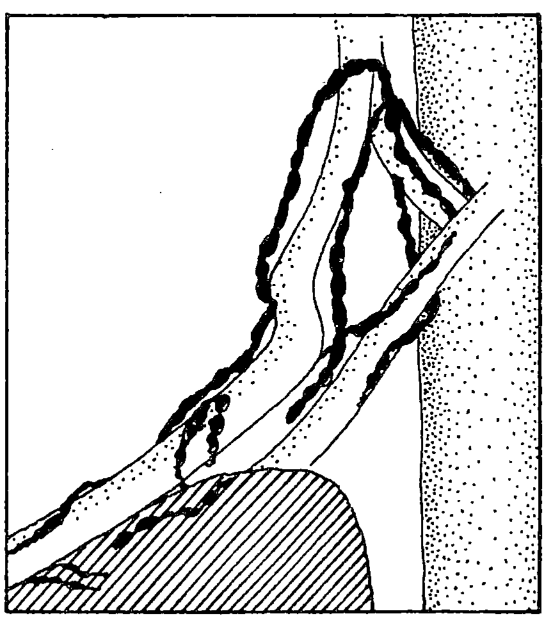

Abb. 18. Lymphgefäßabgang am oberen äußeren Schilddrüsenpol (postmortale Tuscheinjektion; Mensch)

4*

Auch MOST [181] beschrieb beim Menschen diesen Lymphknoten eingehender
und hält ihn für den zentralen Sammelort der Lymphe des vorderen Kopf- und
Halsteiles.

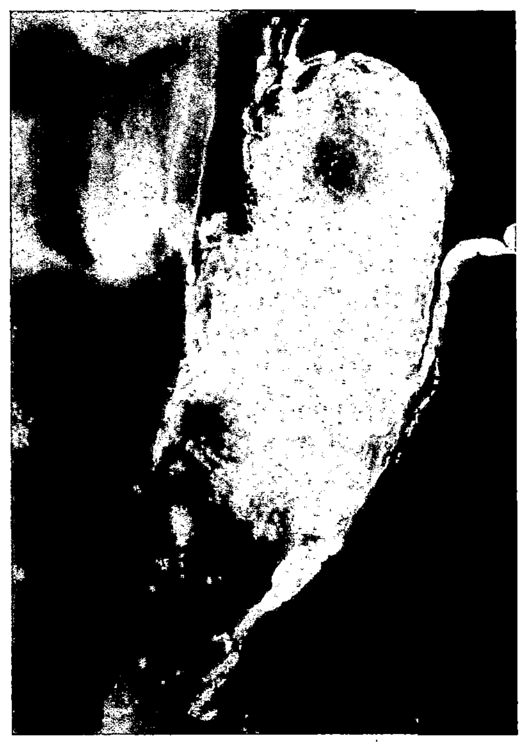

Abb. 19. Indirekte thyreogene Lymphangiographie nach interstitieller Bariumsulfat-
Injektion (postmortale Injektion; Mensch). Linker Schilddrüsenlappen mit ableitenden thyreoidalen Lymphgefäßen

Die von der Mitte der Schilddrüsenseitenkante abgehenden Lymphgefäße schließen sich zunächst dem Verlauf der A. thyreoidea inferior an,
bevor sie in der Nähe des cervicalen Gefäßnervenstranges einen eigenstän-
digen Weg einschlagen (Abb. 20). Sie sind weniger kräftig als die Bahnen
des oberen äußeren Schilddrüsenpoles und ihre Zahl ist auch geringer. Anastomosen mit den Lymphgefäßen des oberen wie des unteren Schilddrüsenpols waren zu beobachten. Nach der gemeinsamen Verlaufsstrecke mit der
A. thyreoidea inferior unter- oder überkreuzen sie das Carotis-Jugularis-
Vagus-Bündel, bevor sie die tiefen seitlichen Halslymphknoten erreichen.
Die letzte konstant zu beobachtende Lymphgefäßgruppe, die die Schilddrüse als Begleitung von Blutgefäßen verläßt, entspringt am unteren äuße-

ren Pol (Abb. 21). Das Leitgefäß ist die V. thyreoidea inferior. Das Kaliber dieser Lymphgefäße ist meist dem der vorigen Gruppe gleich. Ihre Abgangsstelle am Schilddrüsenkörper kann von der Außenkante bis zur caudalen Spitze des Poles wandern. Die Eigenständigkeit als gesonderte Lymphgefäßgruppe wird aber dadurch nicht beeinträchtigt.

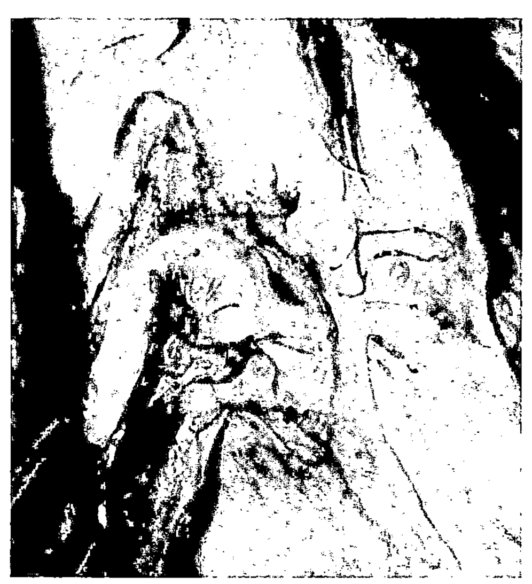

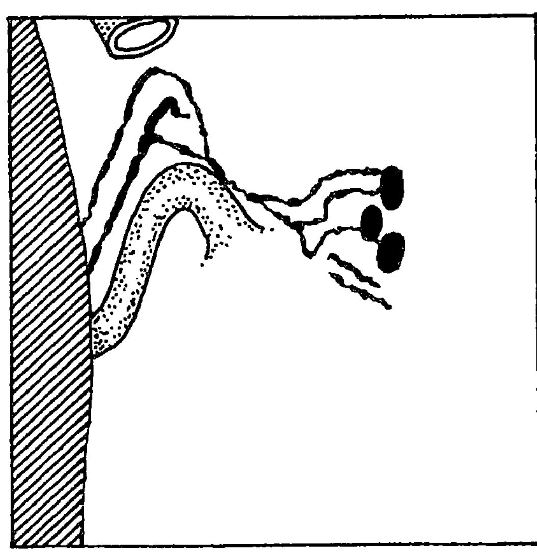

Abb. 20. Lymphgefäße der Seitenkantenmitte (postmortale Tuscheinjektion; Mensch)

Meistens verlassen 2 bis 4 Lymphgefäße als Begleitung der genannten Vene die Schilddrüse. Sie erreichen im allgemeinen bereits nach kurzem Verlauf einen Lymphknoten, der caudal von der unteren Polspitze liegt.

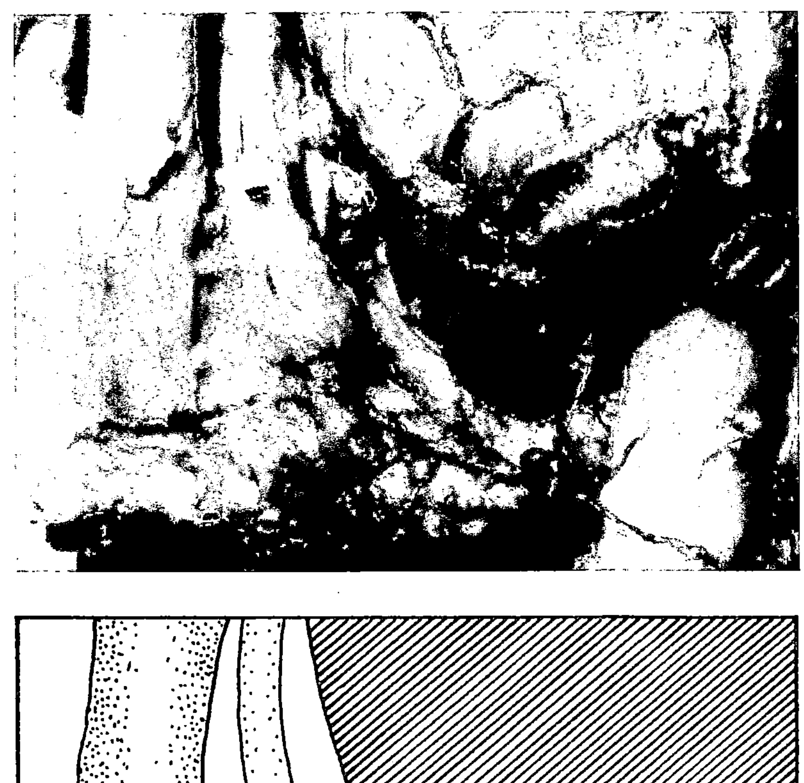

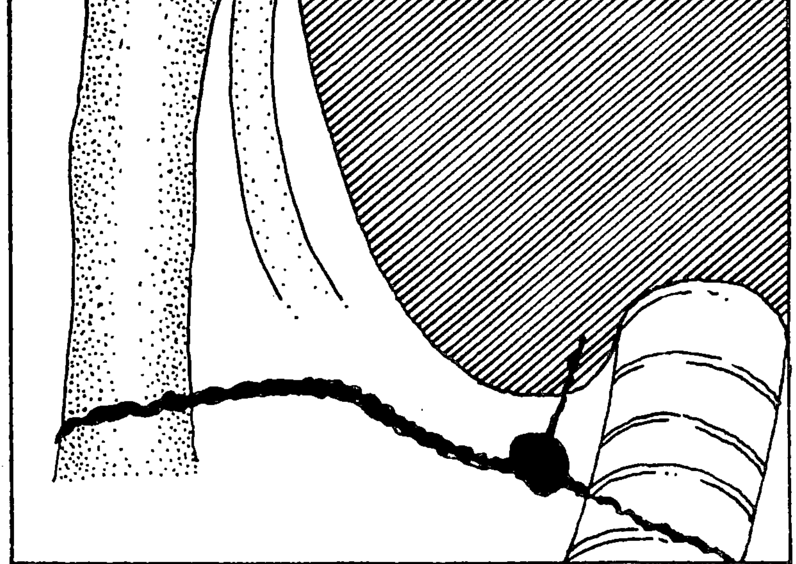

Abb. 21. Lymphgefäße des unteren äußeren Schilddrüsenpols (postmortale Tusche-injektion; Mensch)

Von dieser ersten Filterstation, die oft auch Zuflüsse von den prätrachealen Knoten erhält, ziehen dann Bahnen in horizontalem Verlauf unter weiteren Lymphknotenpassagen nach lateral zur Jugularisknotenkette. In nicht wenigen Fällen können diese Bahnen die tiefen cervicalen Halslymphgefäße auch ohne zusätzliche Einschaltung von Lymphknoten erreichen.

E 3. Die regionären Lymphknoten der ableitenden thyreoidalen Lymphgefäße

Die ableitenden thyreoidalen Lymphgefäße nehmen Verbindung mit verschiedenen Lymphknotengruppen auf. Die Lymphknoten des Halses sind so reichlich entwickelt und weit gestreut, daß es schwierig ist, zusammengehörende Gruppen zu erfassen. Schematisierungsversuche wurden mehrfach schon in der älteren Literatur unternommen und sind jeweils von den Erfahrungen der Autoren geprägt. Während zunächst die Einteilungen streng nach topographischen Gegebenheiten vorgenommen wurden, berücksichtigte man in den letzten Jahren auch klinisch-funktionelle Gesichtspunkte (vgl. BECKER [18], FISCH [85], TAILLENS [270a]). Die sich hieraus ergebenden Differenzen in den Gruppierungen beleben erneut die Debatte der Lymphknoten-Terminologie. Unsere Ergebnisse passen sich der vorliegenden gebräuchlichen Klassifizierung (BARTELS [11], MOST [181, 182], ROUVIÈRE [233a], LANZ u. WACHSMTUH [162]) an.

BARTELS [11] ordnete das cervicale Lymphgefäßsystem nach seinen Lagebeziehungen zum Gefäß-Nervenstrang des Halses sowie zum Musculus omohyoideus. Oberhalb dieses Muskels liegt die Systemgruppe der Lymphonoduli (Lnn.) cervicales profundi superiores, unterhalb die Lnn. inferiores seu supraclaviculares. Beide Gruppen werden in mediale und laterale Züge getrennt, die jeweils in kleinere Knotengruppen noch aufgeteilt werden.

Die obere Gruppe der seitlichen tiefen Halslymphknoten besitzt für unser Thema keine besondere Bedeutung. Sie erhält die Lymphe vom Kopf und „fast sämtlichen Teilen des oberen Halsgebietes" (BARTELS [11]).

Die untere Gruppe umfaßt die Knoten des seitlichen Halsdreiecks und ihre Zuflüsse. Hier konzentrieren sich die Bahnen und bilden das Zentrum des cervicalen Lymphsystems mit dem Truncus iugularis, seinen Verbindungen zum Ductus thoracicus bzw. Ductus lymphaticus dexter.

Die medialen Knoten liegen in dem Dreieck zwischen den beiden Sternocleido-Ansätzen und der Clavicula, die seitlichen im Raum zwischen M. sternocleidomastoideus und M. omohyoideus sowie dem Schlüsselbein. Die Zuflüsse stammen aus dem unteren Halsbereich, „besonders der Glandula thyreoidea" und der Nackengegend (BARTELS [11]).

Zwischen dem Zungenbein und dem Sternumoberrand liegen die Lnn. cervicales anteriores. Die tiefen Knoten dieser Gruppen werden ebenfalls in mediale und seitliche unterschieden. Zum medialen Zug werden die Lnn. infrahyoidales, praelaryngeales und praetracheales gerechnet, während die paratrachealen Knoten die seitlichen umfassen und in der Rinne zwischen Oesophagus und Trachea lokalisiert werden.

Die ableitenden Thyreoidalgefäße sind bestimmten regionären Lymphknotengruppen zuzuordnen [71]. Im einzelnen erreichen die Gefäße des oberen und inneren Poles die Lnn. praelaryngeales, die des unteren inneren Poles die prätrachealen Lymphknoten. Die lateral abgehenden Gefäße des oberen äußeren Poles, der Seitenkante sowie des unteren äußeren Poles sind den tiefen seitlichen Halsknoten zugehörig. Die erstgenannte Gefäßgruppe verbindet sich dabei überwiegend mit den cranialen tiefen Knoten.

Die Lymphe von den inneren Polen der Schilddrüse macht also zunächst noch einen Umweg über die tiefen mittleren Halslymphknoten (Lnn. praelaryngeales bzw. praetracheales), bevor sie das tiefe seitliche Halssystem erreicht. Die Variabilität des Lymphgefäßsystems auch in diesen Streckenabschnitten bedingt oft Abweichungen von dem gegebenen Schema. Beständig sind die ableitenden thyreoidalen Gefäße aber in Ursprung und Verlaufsrichtung. Ihr Ziel sind die cervicalen Lymphgefäße.

E 4. Die großen Lymphgefäße des Halses

Der Truncus jugularis und seine stärkeren Zuleitungsbahnen werden als die großen Lymphgefäße des Halses angesehen. Sie stellen die Sammelröhren für die Lymphe des Kopfes und Halses dar [71].

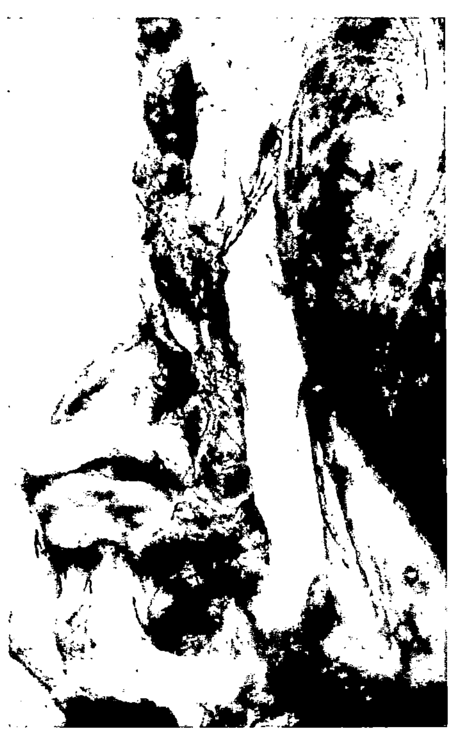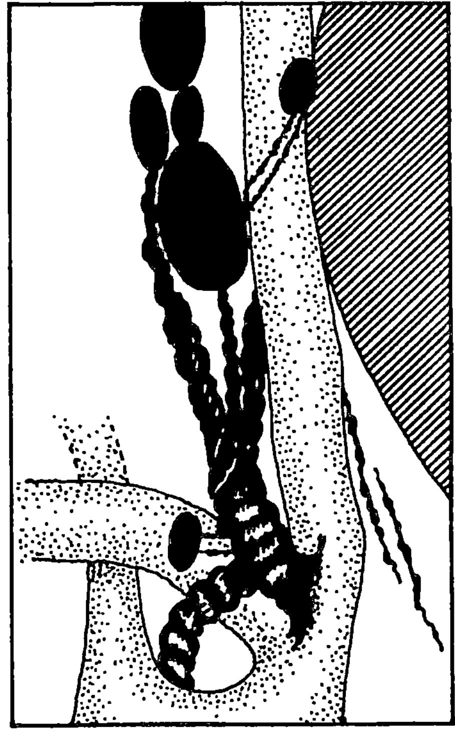

Abb. 22. Truncus cervicalis dexter mit einigen Zuflüssen (postmortale Tuscheinjektion; Mensch)

Die V. jugularis interna ist die Leitbahn der Halslymphgefäße. Die größeren Lymphstämme verlaufen gewöhnlich lateral von der Vene, kleinere Zuleitungsbahnen bilden unter Einschluß entsprechender Lymphknoten perivenöse Geflechte.

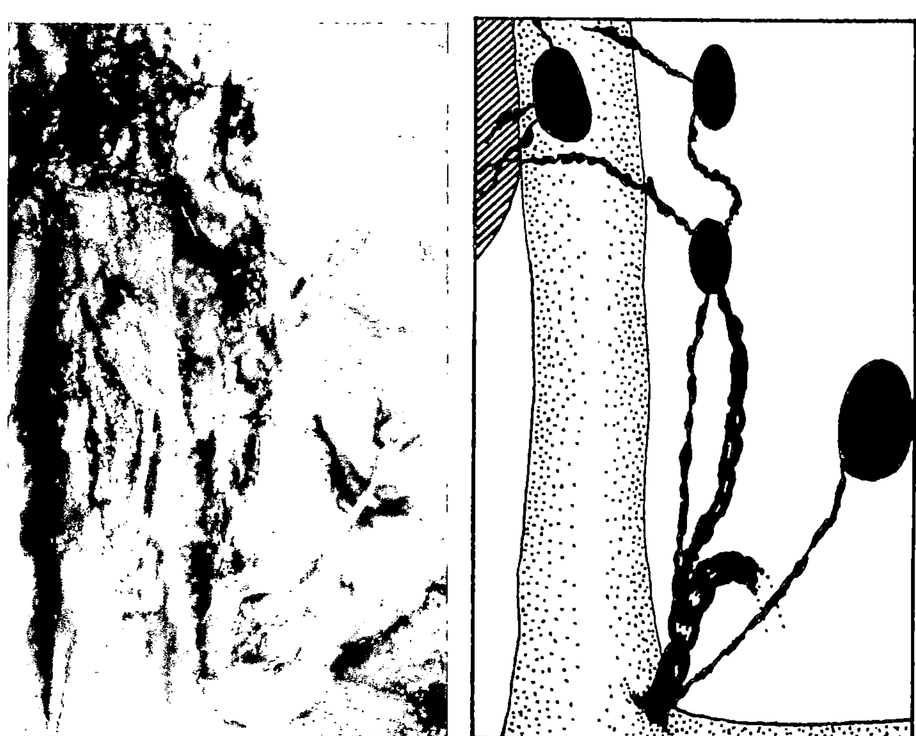

Abb. 23. Truncus cervicalis sinister mit jugulären Zuflüssen (postmortale Tuscheinjektion; Mensch)

Die großen Lymphstämme sind in der unteren Hälfte des Halses in einem Abstand von 1—2 cm seitlich der V. jugularis interna zu suchen. Sie laufen parallel zu der Vene und vereinigen sich schließlich wenige Zentimeter oberhalb des Venenwinkels zum Truncus jugularis, der sich gewöhnlich mit dem Truncus subclavius bzw. bronchomediastinalis zum Ductus lymphaticus dexter vereinigt oder an der linken Seite Anschluß an den Ductus thoracicus findet (Abb. 22, 23).

Die Kaliberstärke der Halsgefäße ist verständlicherweise von ihrem Füllungszustand abhängig, so daß eine exakte Messung der Durchschnittsgröße kaum möglich ist. Bei den Injektionspräparaten besaßen sie die Stärke von etwa 1—2 mm, im Intravitalversuch bei Stauung erschienen sie voluminöser. Unter pathologischen Verhältnissen können die Gefäße erheblich an Kaliber zunehmen (vgl. S. 28).

Die feingewebliche Struktur der großen Halslymphgefäße ist grundsätzlich die gleiche wie bei den thyreoidalen ableitenden Lymphbahnen.
Die Dreischichtung ist aber entsprechend den vermehrten mechanischen Be-
anspruchungen stärker ausgeprägt (Abb. 24 a). Die Schichten können durch

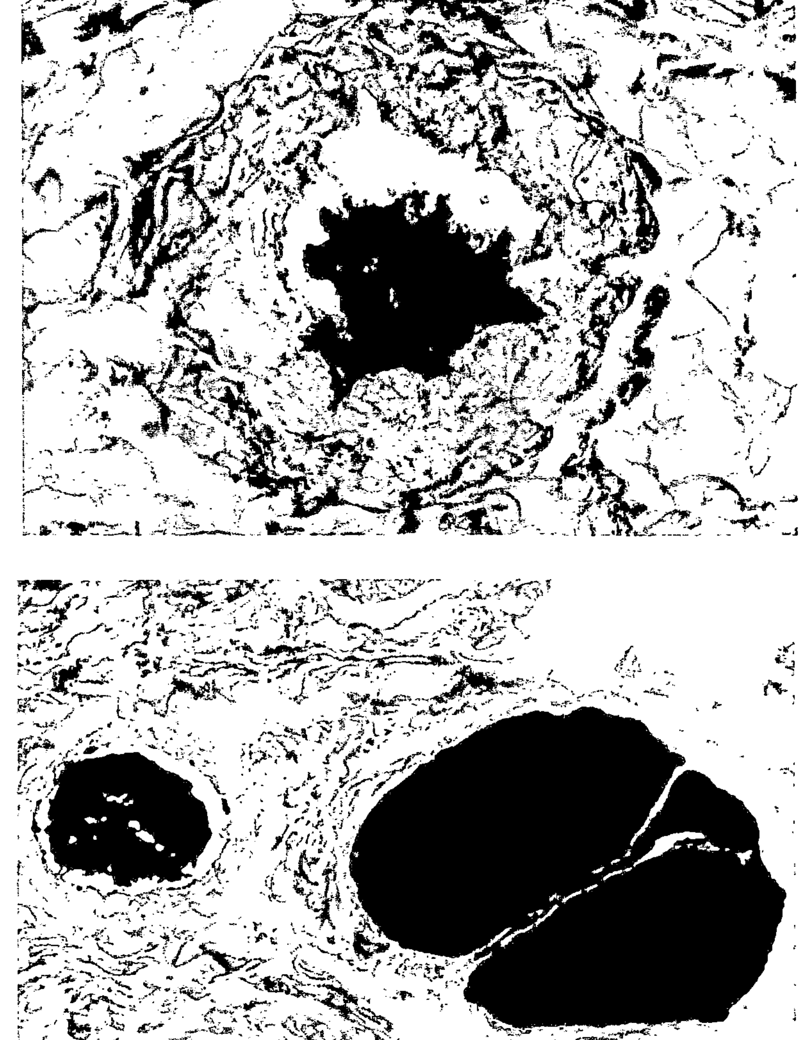

Abb. 24 a u. b. Extrathyreoidale Lymphgefäße nach Tuscheinjektion in die Schilddrüse (postmortale Injektion; Mensch). a Dreischichtung des Wandaufbaus. b Größe-
res Gefäß mit zweisegliger Klappe

die unterschiedliche Verlaufsrichtung der glatten Muskelfasern gut auseinander gehalten werden.

Ausgedehnte Untersuchungen am menschlichen Lymphgefäßsystem des Rumpfes und der Extremitäten (MALL [173], HELLMAN [113], GELLÉRT u. POBERAI [96], POBERAI et al. [208], KAINDL et al. [132]) zeigen Übereinstimmung mit unseren Befunden. Für den Truncus iugularis trifft zu, daß sich mit der Annäherung der Lymphstämme an das Venensystem der histologische Aufbau beider Gefäßgattungen immer ähnlicher wird (MALL [173]).

Zahlreiche Klappen besitzen die großen Halslymphgefäße und der Truncus jugularis (Abb. 24 b). Die intervalvulären Strecken messen fast gleichbleibend 3 bis 4 mm. Während die Klappen in den abführenden thyreoidalen Lymphgefäßen nur feine Endothelduplikaturen auf zarter bindegewebiger Grundlage darstellen, findet man in den Halsgefäßen, besonders in der Nähe des Venenwinkels, zusätzlich muskuläre Klappenverstärkungen. Die Faserrichtung ist hier schwer auszumachen, doch scheint sich der Verlauf der Wandmuskulatur in die Klappe hinein fortzusetzen.

Im Ruhezustand weisen kräftige subintimale Polster aus längsgerichteten glatten Muskelfasern auf die Dehnungsfähigkeit der Halslymphgefäße hin. In gedehnten Lymphgefäßen verstreichen die Polster und die klare Dreischichtung der Wand schwindet.

E 5. Lymphatico-venöse Anastomosen im Halsbereich

Im Schrifttum zum Lymphgefäßsystem taucht immer wieder die Frage auf, ob außer den zentralen Mündungen in den Blutkreislauf noch andere lymphaticovenöse Verbindungen existieren. Von vielen älteren Autoren wird die Existenz derartiger Kurzschlußverbindungen abgelehnt, während sich in neuerer Zeit die Mehrzahl der Arbeiten dafür aussprechen. Nach unseren Erfahrungen bei den postmortalen Injektionsversuchen am menschlichen Hals sind die lymphaticovenösen Kurzschlüsse selten und ihre Beobachtung ist meist überraschend [71, 75, 114]. Sind Untersuchungen eigens auf den Nachweis dieser Querverbindungen ausgerichtet, können sie aber einwandfrei demonstriert werden (THREEFOOT et al. [275, 276]; PRESSMAN et al. [212]; BHASKARACHARYA et al. [22] u. a.). MASCAGNI [175], CRUIKSHANK [48], HEWSON [117], BARTELS [11] und JOSSIFOW [131] lehnen lymphaticovenöse Anastomosen ab. SHDANOW [259] hält noch 1962 Erörterungen über die Existenz dieser Anastomosen „für nicht stichhaltig". Die Befürworter der Direktverbindungen „hätten schon längst ihre Präparate vor einer sachkundigen Anatomenversammlung demonstrieren sollen". Die Erfüllung dieser Forderung ist der Natur der Sache wegen mit besonderen Schwierigkeiten verknüpft. Auf Grund eines reichhaltigen Beobachtungsgutes bzw. gezielter experimenteller Untersuchungen bejaht jedoch die Mehrzahl der Verfasser die

Existenz von lymphaticovenösen Querverbindungen außerhalb der großen Einmündungsstellen (FOHMANN [92]; MOST [182]; McCLURE u. SILVESTER [177]; BAUM [16]; VERMEULEN [282]; CAYLOR et al. [43]; MAHORNER et al. [172]; ROSSI [231, 232]; RUSZNYÁK et al. [237]; SEMEINA u. ANDRI-JUSHIN [248]; PRESSMAN et al. [212]; DANESE et al. [53]; THREEFOOT et al. [275, 276]; MARROCU u. COSSU [174]; WOLFEL [295]; ZSCHIESCHE [306]; BELAN [19]; BLÜMEL u. PIZA [28]; WALLACE et al. [285]; GOULD u. SCHAFFER [100]; ARVAY [3]; WEISSLEDER [288]; BHASKARACHARYA et al. [22]; TRAPP [279]). Die Mehrzahl der aufgezählten Befunde ist experimentell gesichert, z. T. bestehen sogar Filmdokumentationen (PRESSMAN [212]), eine Vielzahl der Anastomosen wurden lymphangiographisch nachgewiesen. THREEFOOT u. Mitarb. [275] stellten Korrosionsmodelle her, so daß der Einwand SHDANOWs [259] hinfällig wurde.

Viele der genannten Verfasser berichten über lymphaticovenöse Direktverbindungen auch im Halsbereich. McCLURE u. SILVESTER [177] beobachteten insgesamt 142 Fälle von direkten Einmündungen thyreoidaler Lymphgefäße in die V. jugularis communis bzw. die Venenwinkel. An Tieren fanden CAYLOR et al. [43] in einem Drittel ihrer Fälle Kommunikationen von thyreoidalen Lymphgefäßen mit der V. jugularis communis, beim Menschen entdeckten MAHORNER u. Mitarb. [172] entsprechende Verbindungen in drei von 20 Fällen. Nach SEMEINA u. ANDRIJUSHIN [248] verbinden sich beim Menschen 12,3% von 276 Fällen der abführenden Lymphgefäße von Schilddrüse, Oesophagus und Glottisgebiet direkt mit dem Venensystem des Halses.

Gegenüber dieser Fülle exakter Nachweise von Direktverbindungen zwischen Lymphgefäßen und Venen nehmen sich unsere Beobachtungen vergleichsweise bescheiden aus. Bei der Luftinjektion in den „Sammellymphknoten des Halses" zwischen V. jugularis interna und V. facialis communis kam es wiederholt vor, daß sich die (im Venenwinkel abgebundene) Vena jugularis aufblähte. Daraus ergibt sich der Schluß einer hohen Kommunikation von einem cervicalen Lymphgefäß und der Jugularvene [75, 114].
Bei den Injektionen pathologisch veränderter Schilddrüsen sahen wir fast mit Regelmäßigkeit, daß sich die in eine Strumacyste injizierte Tusche überraschend schnell in der Jugularvene der entsprechenden Seite bzw. der eröffneten V. anonyma zeigte. In einem dieser Fälle fielen als Verbindungen zwischen Schilddrüse und Vene drei parallel zueinander verlaufende, tuschegefüllte Gefäße auf, die mit einer Klappe in die V. jugularis einmündeten.

Wir sehen also auf Grund der eigenen Beobachtungen keinen Anlaß, die in der Mehrzahl bejahenden Angaben des Schrifttums zur Existenz von lymphaticovenösen Querverbindungen in Frage zu stellen. Die zur Zeit vorliegenden entwicklungsgeschichtlichen Daten schließen die Entstehung lymphaticovenöser Anastomosen in unserem heutigen Denken nicht aus (Lit. bei RUSZNYÁK et al. [237]).

E 6. Besonderheiten des cervicalen Lymphgefäßsystems

Soweit die Aufgaben des gesamten Lymphgefäßapparates bekannt sind, werden sie vom cervicalen Teilsystem für dessen Versorgungsbereich ebenfalls erfüllt. Darüber hinaus können aber wesentliche Sonderleistungen beobachtet oder nachgewiesen werden. Diese Besonderheiten bestehen in der Verschleppung gutartiger thyreoidaler Zellen und ergeben sich weiterhin aus dem Kontakt mit den Hauptlymphstämmen des Körpers. Durch den Anschluß der wohlausgebauten Lymphkanalisation der Schilddrüse an das Drainagesystem des Halses kommt diesem auch Transportfunktion für die Schilddrüsenhormone zu (s. die Kapitel G und H, S. 74 und 83).

E 6.1. Die thyreogene Follikulose

Die lymphogene Verschleppung thyreoidaler Epithelien wirft zweifellos Probleme besonderer Art auf. Neben der extrathyreoidalen Ansiedlung eindeutig bösartiger Zellen gibt es Wucherungen, die sich völlig anders verhalten. Sie bleiben zunächst unbemerkt längere Zeit unauffällig und rufen durch umschriebenes Wachstum erst sehr viel später uncharakteristische, oft nur mechanische Störungen hervor. Von den Kriterien der Bösartigkeit verbleibt bei solchen Formationen nur die „Metastasierung". Es erscheint nicht ausreichend fundiert, hiermit allein ihre Malignität begründen zu wollen. Es ist eine Frage der Konvention, ob man den Begriff „Metastasierung" ausweiten, d. h. mit ihm nicht unter allen Umständen Bösartigkeit verbinden soll oder ob man beim bisherigen Sprachgebrauch bleibt, der Metastase Malignität zu attachieren. Entscheidet man sich aus guten Gründen für letzteres, so ist die logische Konsequenz eine andere Namensgebung für die in Frage stehenden Schilddrüsengewebsneubildungen außerhalb des eigentlichen Drüsenorgans [75].

Gutartiges extrathyreoidales Schilddrüsengewebe ist weder im Tierreich noch beim Menschen eine Seltenheit. Die Fundorte sind weit verteilt (BLESSING u. ZABORSKY [26]). Dabei ergeben sich für bestimmte Lokalisationen bezüglich deren Entstehung keine Verständnisschwierigkeiten. Alle im Bereich des Ductus thyreoglossus zu findenden Schilddrüsengewebsinseln sind entwicklungsgeschichtlich als Gewebsversprengungen bei der embryonalen Entwicklung des Organs vom Boden der Mundhöhle aus zu verstehen. Ähnlich problemlos liegen die Verhältnisse bei Schilddrüsengewebsvorkommen im Ovar, was nach KLEINE [146], DAALGARD u. WETTELAND [51], NIEMINEN et al. [191] gar nicht so selten ist. Diese Formationen sind Teile teratoider Neubildungen des Ovars, die oft so groß sind, daß man auch ohne besondere Auswahl des Gewebes bei der histologischen Untersuchung auf sie stößt.

Neben den genannten gibt es aber auch noch andere Fundorte extrathyreoidalen Gewebes. Diese Gewebsvorkommen sind zweifellos interessanter, aber auch problemvoller. Sie wurden bisher in der Literatur in zwei großen Gruppen angeführt. Je nach ihrer Lokalisation und räumlichen Beziehung zur Schilddrüse werden sie als akzessorisches bzw. lateral aberrierendes Schilddrüsengewebe oder als metastasierende Kolloidstruma bezeichnet. Bei der 1. Gruppe liegen die Fundorte am Hals, etwa noch in Schilddrüsennähe, bei der anderen sind sie ubiquitär, d. h. in wechselnder Häufigkeit in allen Organen und Körperregionen verstreut. Es erscheint in diesem Zusammenhang nicht notwendig, Unterscheidungen weiter vorzunehmen, ob das extrathyreoidale Gewebe subcapsulär oder extracapsulär gelegen ist und noch Verbindung mit dem Schilddrüsenkörper aufweist oder nicht.

Die Theorien der Sequestrierung (Sisson et al. [264]) oder embryonalen Keimversprengung können für eine Deutung dieser heterotopen Schilddrüseninseln unserer Ansicht nach nicht herangezogen werden. Daher wurde für dieses gutartige heterotope Schilddrüsengewebe im Halslymphknoten oder an anderen Orten der neue Begriff „thyreogene Follikulose" vorgeschlagen (Eickhoff [75]).

Die Diskussion über das Auftreten solchen Schilddrüsengewebes in Halslymphknoten entzündet sich insbesondere an der Frage von Gut- oder Bösartigkeit dieser Gebilde. Dieses Problem ist nicht allein mit histologischen oder funktionellen Prüfungsmethoden zu lösen. Das Gesamtbild dieser Erscheinung ist vielmehr unter Einschluß seiner Genese zu berücksichtigen. Dazu müssen zwei Fakten hier wiederholt werden. Bindegewebsfreie isolierte Schilddrüsenepithelien besitzen in der Kultur die Fähigkeit der Neubildung von kolloidhaltigen Follikeln (Kerkhof et al. [138]; Bengmark et al. [19a]). Weiterhin sahen wir in eigenen Versuchen nach leichter Massage der Thyreoidea im Ausstrichpräparat von gewonnener Schilddrüsenlymphe massenhaft Follikelepithelien. Schluckakt und Kopfbewegungen stellen hierfür die Äquivalente in vivo dar. Damit ist die Möglichkeit erwiesen, daß ausgeschwemmte normale Schilddrüsenzellen die Matrix ausgereifter Follikel sein können. Degenerationsvorgänge in der Schilddrüse sind Quellen reichlicher Zellausschwemmungen.

Neben unserer Ansicht können weitere Stimmen verzeichnet werden, die diese Lymphknoteneinschlüsse als gutartig bezeichnen. Die Autoren sprechen von „thyroid follicle inclusions in cervical lymph nodes", „including bodies", „inclusions thyreoidiennes" oder direkt von „innocuous accessory thyroid nodules" (Gérard-Marchant [97]; Roth [233], Johnson et al. [128]; Hathaway [109]; Nicastri et al. [190]). Die Harmlosigkeit solcher ortfremder Schilddrüsenknoten veranlaßte schon Gricouroff [105], für diese Bildungen nach einem besonderen, nicht a priori mit Malignität belasteten Terminus zu suchen. Universaler, unmißverständlicher und einfacher als sein Vorschlag „gutartige metastatische Thyreoidose" erscheint uns allerdings der Begriff der thyreogenen Follikulose.

Die Gutartigkeit der thyreogenen Follikulose konnte bei den von uns untersuchten menschlichen Lymphknoten besonders deutlich in den Frühstadien dieser Bildungen abgelesen werden [75]. Das Gewebe liegt vollkommen ausgereift, zunächst als kleine Insel, in dem Randsinus der Lymphknoten (Abb. 25). Klinisch ist der Prozeß völlig stumm und pathologisch-anatomisch der Einschluß nur bei zielgerichteter mikroskopischer Untersuchung zu finden. Daher die Seltenheit der Mitteilungen solcher Frühstadien in der Literatur.

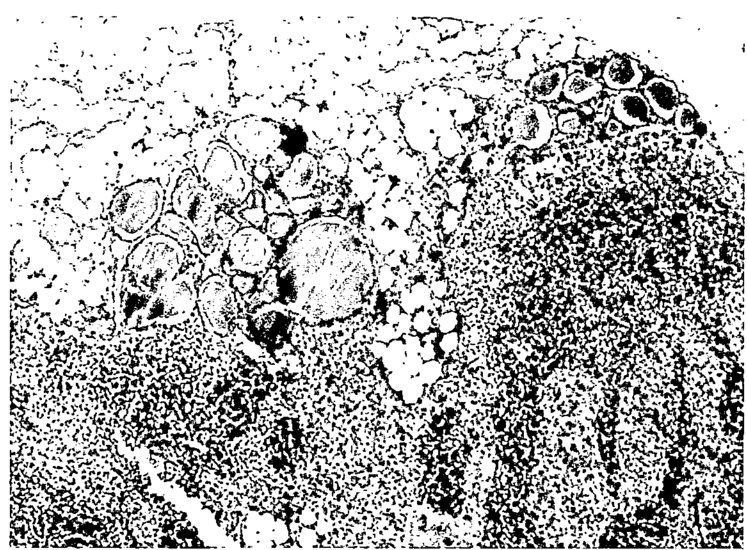

Abb. 25. Thyreogene Follikulose (Obduktionsmaterial; Mensch)

ROTH [233] berichtet über zwei eigene Fälle von „nichtneoplastischen Schilddrüseneinschlüssen" in je einem Hals- und Scalenus-Lymphknoten. Damit sei die Zahl der bekannt gewordenen Fälle in der Literatur auf 10 gestiegen. Wir stießen bei der Entnahme der präscalenischen Lymphknoten, die aus anderen wissenschaftlichen Erwägungen am Obduktionstisch vorgenommen wurde, bei zwei von 266 Excisionen auf kleinste Gruppen ausgereifter, kolloidhaltiger Follikel in den Lymphknotensinus. Die Schilddrüsen ließen keine Zeichen eines Tumors, auch nicht eines sog. okkulten sklerosierenden Carcinoms, erkennen. Bei systematischer Untersuchung der Halslymphknoten, auch der nicht vergrößerten, wird sich u. E. eine wesentlich höhere Fallzahl ergeben, insbesondere bei Knotenbildungen mit degenerativen Vorgängen in der Schilddrüse. An Hand von 16 649 Lymphknotenuntersuchungen berechnet GÉRARD-MARCHANT [97] eine Frequenz von 0,61% thyreogener Follikulosen der Halslymphknoten.

Bezieht man die thyreogene Follikulose nicht auf eine Verschleppung benigner Follikelepithelien, sondern auf eine echte Metastasenbildung eines primären okkulten Schilddrüsencarcinoms (WOOLNER et al. [297]), so ergeben sich theoretisch kaum lösbare Widersprüche.

1. Es ist nicht einzusehen, warum ein echtes Schilddrüsencarcinom am Orte seiner Entstehung nicht nur zu wachsen aufhören, sondern sich auch noch zurückbilden sollte. Das gilt in der Regel von keinem Organ, in dem

sich Carcinome entwickeln. Zwar können besonders scirrhöse Carcinome zentral sklerosieren, am Rande aber wuchern sie weiter.

2. Es ist ein Widerspruch, daß bei intrathyreoidaler, multizentrischer Sklerosierung mit verschiedenem Zellgehalt bis zur Hyalinisierung gleichzeitig und in enger Nachbarschaft progressive und regressive Prozesse nebeneinander ablaufen sollen.

3. Nach den allgemeinen Erfahrungen ist es zumindest sehr ungewöhnlich, daß ein maligner Wucherungsprozeß an seinem Entstehungsort bis zur Unkenntlichkeit (totale Vernarbung) rückläufig wird, dabei aber gleichzeitig Metastasen setzt. Die Glaubwürdigkeit von gepaarter Regression und Progredienz wird dadurch noch erheblich beeinträchtigt, daß die „Metastase" voll ausgereiftes Schilddrüsengewebe ausbildet, das vom normalen Gewebe nicht zu unterscheiden ist.

4. Es ist verwunderlich, daß die langsam wachsende „Metastase" in der Regel weder maligne entgleist noch sich regressiv im Sinne des okkulten sklerosierenden Carcinoms verändert.

5. Ein Ausbrechen aus dem Lymphknoten mit Infiltration der Umgebung wird vermißt. Der größer werdende Tumor bleibt immer gut abgekapselt, weswegen sich seine operative Entfernung relativ leicht gestaltet. Daher hat der Operateur nie den Eindruck eines Carcinoms. Die histologische Diagnose von Schilddrüsengewebe in solch einem Knoten hat gewöhnlich den Charakter eines Überraschungsbefundes.

Alle diese Widersprüche und Unklarheiten lösen sich zwanglos auf, wenn man diese extrathyreoidalen Schilddrüsengewebsformationen als gutartig und aus normalen Schilddrüsenzellen entstanden ansieht. Wir sind der Überzeugung, daß man bei den intrathyreoidalen Narben nicht von okkulten sklerosierenden Schilddrüsencarcinomen sprechen kann, sondern von finalen degenerativen Gewebsvorgängen. Es handelt sich dabei ursächlich um Ernährungsstörungen des Gewebes, dessen verschiedene Stadien einem einheitlichen Endzustand zustreben. Da weder der Primärvorgang in der Schilddrüse noch die lymphogene Streuung der Schilddrüsenzellen bösartigen Charakter haben, ist auch eine verbale Distanzierung vom Malignitätsbzw. Metastasenbegriff erforderlich [75].

Bei dieser Stellungnahme muß daran erinnert werden, daß selbstverständlich maligne Entartung der thyreogenen Follikulosen, die Umwandlung in ein veritables Carcinom, jederzeit erfolgen kann. Diese potentielle Malignität ist schließlich jedem Gewebe eigen.

E 6.2. Die Beziehungen des cervicalen Lymphsystems zu den Hauptlymphstämmen des Körpers; die sog. Danielssche Biopsie

An den Zusammenflüssen von V. jugularis und subclavia finden beidseits die Hauptlymphstämme Anschluß an das venöse Gefäßsystem. In diesen sog. „zentralen Lymphräumen" des Körpers bilden die zusammenstrebenden Lymphstraßen reichliche Anastomosen untereinander, wodurch eine gegenseitige Beeinflussung möglich wird. In besonderer Weise gewinnen die präscalenischen Lymphknoten Bedeutung, da sie als untere Knotengruppe der tiefen cervicalen Kette direkte Verbindungen zum Ductus thoracicus bzw. Truncus bronchomediastinalis besitzen (LUDWIG [166]; STRÄULI [266]; ZSCHIESCHE [307]). Auf diesen Verbindungswegen kann z. B. die Lymphe der caudalen Körperabschnitte vor ihrem Einfließen in die Blutbahnen orthograd die Halslymphknoten durchströmen.

Die Manifestation von ortsfernen Erkrankungen, besonders Malignomen, in den präscalenischen Lymphknoten ist Ausdruck der geschilderten Topographie im unteren Halsdreieck. Der Virchow-Troisiersche Lymphknoten galt anfänglich als pathognomonisch für ein Magencarcinom, wurde später auch auf andere Abdominalkrebse bezogen (ERNST [79]; TARCHETTI [271]), ohne aber eine besondere klinische Bedeutung zu erlangen. Seit einigen Jahren excidiert man nun die präscalenische Lymphknotengruppe insbesondere zur diagnostischen und prognostischen Klärung intrathorakaler Erkrankungen. Kennzeichen dieser nach DANIELS [62] benannten Biopsie ist die fehlende Tastbarkeit der zu excidierenden Lymphknoten. Dadurch unterscheidet sie sich von einer üblichen Probeexcision von malignomverdächtigem Gewebe mit äußerlich wahrnehmbarer Schwellung.

Seit der Einführung dieser Methode ist ein umfangreiches Schrifttum entstanden, das eine restlose Einmütigkeit über ihren Wert und Anwendungsbereich bisher aber nicht erzielen konnte. Strittig ist im wesentlichen, bei welchen Erkrankungen die Excision routinemäßig oder nur bei besonderen diagnostischen Schwierigkeiten durchzuführen ist und mit welchem Erfolg. Auf Teilprobleme kann hier nicht näher eingegangen werden.

Nach Durchsicht der gesamten zugänglichen Literatur zur Danielsschen Biopsie mit Berichten über fast 17 000 Lymphknotenexcisionen und eigenen Gewebsentnahmen bei 133 Obduktionen ist vordergründig für die Diskrepanz eine unvollständige zeitliche Zuordnung von Biopsie und Krankheitsstadium verantwortlich zu machen (HERBERHOLD [116]). Anhalt für eine zeitliche Bestimmung des Krankheitsstadiums ist der Tastbefund an den präscalenischen Lymphknoten, der auffallenderweise nur in etwa 30% aller Berichte hinreichend berücksichtigt wird. Zur Klärung der offenen Fragen wurden alle auswertbaren Biopsiebefunde der Literatur und eigener Excisionen am Obduktionsmaterial drei aufeinanderfolgenden Zeitetappen im Krankheitsablauf zugeordnet. Es wurde zwischen der Phase nichttastbarer und tastbarer präscalenischer Lymphknoten sowie den Befunden am Obduktionsmaterial unterschieden. In einer graphischen Darstellung drükken die erhaltenen Resultate eindeutige Verläufe in der Häufigkeitszunahme der Biopsien aus (Abb. 26). Mit Fortschreiten der jeweiligen Erkrankungen werden charakteristische histologische Veränderungen in den präscalenischen

Lymphknoten immer häufiger. Manche Krankheiten zeichnen die präscalenischen Lymphknoten bereits in ihren Anfangsstadien in hohem Prozent-
satz und rechtfertigen eine regelmäßige Anwendung der Biopsie zur Dia-
gnosestellung (M. Boeck, M. Hodgkin). Die Ergebnisquoten der Biopsien
bei Carcinomen der Lunge, der Brustdrüse und evtl. des weiblichen Geni-
tale sowie bei Tuberkulose und Silikose der Lunge begründen ihre Anwendung bei diagnostischen Schwierigkeiten und therapeutischen Überlegungen (Frage der Inoperabilität von Carcinomen).

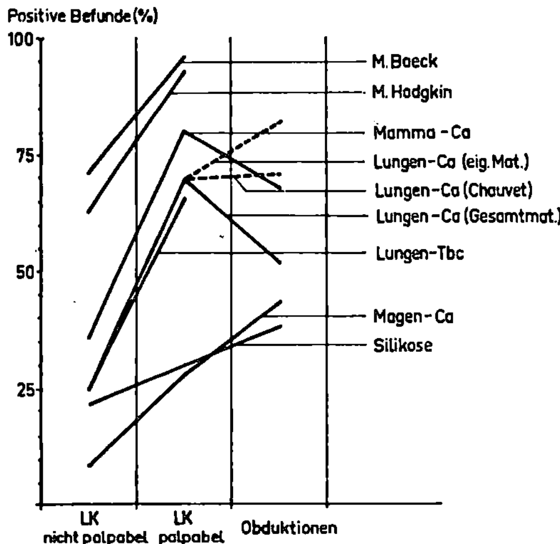

Abb. 26. Danielssche Biopsie. Auswertung der Biopsiebefunde des Schrifttums und
eigener Untersuchungen [116]

Definitionsgemäß ist bei Probeentnahme tastbarer präscalenischer
Lymphknoten nicht mehr von einer Danielsschen Biopsie zu sprechen. Es
hat sich aber herausgestellt, daß die Excision auch palpabler Lymphknoten
wertvolle Ergebnisse liefert, da Tastbarkeit mit metastatischem Befall nicht
identisch zu sein braucht. Abgesehen davon sind in dieser Krankheitsphase
mit vergleichsweise höherer Wahrscheinlichkeit typische histomorphologische
Zeichen in den präscalenischen Lymphknoten nachweisbar. Über Einzelheiten informiert die Tab. 1.
    Da die präscalenischen Lymphknoten auf Grund ihrer Lagebeziehungen
im Lymphbahnsystem sozusagen regionär für den gesamten Organismus
sind, können sie mit unterschiedlich hoher Zuverlässigkeit Spiegel für seine
Erkrankungen sein. Die erfolgreiche klinische Auswertung dieser Zusammenhänge hat neben der Berücksichtigung von Art und Sitz einer Krankheit
besonders ihren Zeitablauf zu beachten. Unter diesen Voraussetzungen verdient die Danielssche Biopsie wegen ihrer schnellen, risiko- und aufwand-

armen Anwendbarkeit vor anderen umfangreicheren Eingriffen eine Bevorzugung.

Die Zuflüsse von Kopf, Rumpf und Extremitäten zum Lymphgefäßdelta im Venenwinkel ermöglichen den metastatischen Befall der hier liegenden Lymphknoten. Das maligne Wachstum macht in ihnen aber nicht

Tabelle 1. *Positive histologische Tumorbefunde in den präscalenischen Lymphknoten in klinischem und Obduktionsmaterial. Zusammenfassung des gesamten zugänglichen Schrifttums* (Nach [116])

Erkrankung	n (Klinik)	Neg. Tastbefund d. präsc. Knoten		Pos. Tastbefund d. präsc. Knoten		n (Obdukt.)	Pos. Excisionen %
		n	pos. Biops. %	n	pos. Biops. %		
Lungen-Ca	2352	1967	24	385	69	64	61
Magen-Ca	168	139	9	29	28	82	55
Mamma-Ca	65	45	36	20	80	25	56
Ca weibl. Genitale	16	—	—	16	56	54	61
Oesophagus-Ca	12	12	—	—	—	9	22
Pankreas-Ca	3	—	—	—	—	20	55
Prostata-Ca	2	1	(100)	1	(100)	21	37
Carcinome, ges.	2729	2318	19	511	67	324	57
Extrathor. Ca	300	194	11	106	57	239	23
M. Boeck	1016	992	71	24	96	—	—
Lungen-Tbc	158	152	24	6	67	—	—
M. Hodgkin	45	30	63	15	93	—	—
Malige lymph. Hyperplasien und Leukosen	26	21	76	5	80	44	64
Silikose	14	14	21	—	—	24	38

halt, sondern benutzt das Lymphgefäßnetz als Leitbahn für weitere retrograde und kontinuierliche Proliferationen. In einem Fall der eigenen Sammlung konnte ein weitreichendes intralymphvasales Vordringen einer präscalenischen Seminommetastase im Truncus cervicalis und seinen Nebenästen gefunden werden (Abb. 27). Die malignen Wucherungen können sich sogar noch weiter nach rückwärts im Lymphsystem ausbreiten. Wir verfügen über einen anderen Fall, wo ebenfalls ausgehend von einer cervicalen Metastase ein lückenloses retrogrades Wachstum bis in die Schilddrüse hinein verfolgt werden konnte (Abb. 28). In beiden Fällen bestanden ausgedehnte Stauungen mit Schwellungen an Gesicht, Hals und oberen Extremitäten.

Der Befund einer verschließenden Thrombose des Truncus cervicalis an seiner Einmündung in die V. anonyma wurde bereits erwähnt (S. 28). Zur Ergänzung kann an diesen Fall hier nochmal erinnert werden. Eine auffällige klinische Symptomatik hatte allerdings nicht bestanden.

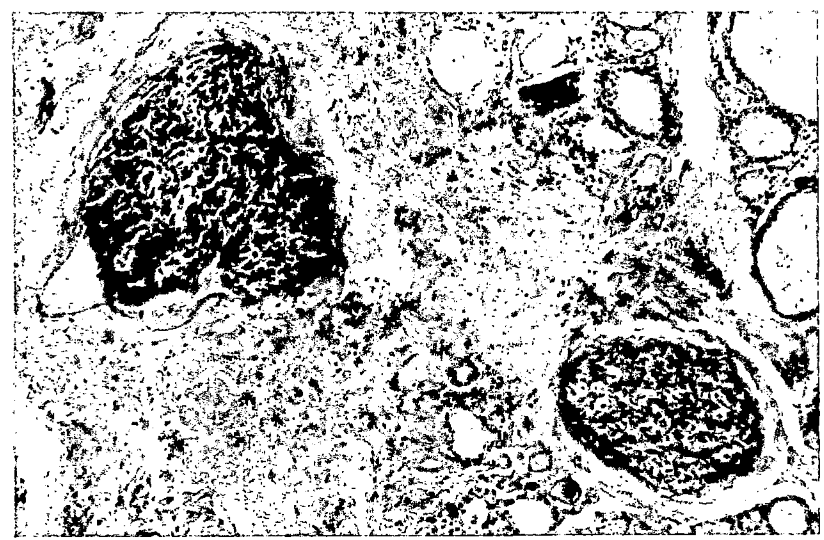

Abb. 27. Retrograd in extrathyreoidale Lymphgefäße eingebrochene Seminom-Metastase (Obduktionsmaterial; Mensch)

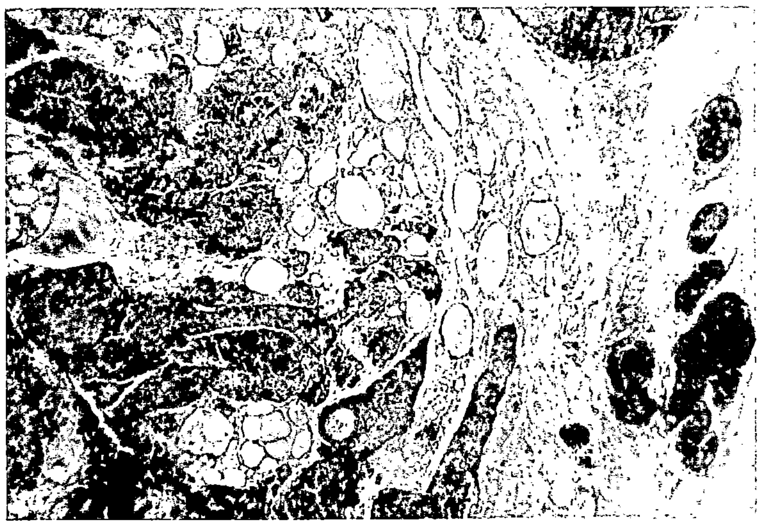

Abb. 28. Intrathyreoidale lymphogene Invasion eines Bronchialcarcinoms (Obduktionsmaterial; Mensch)

Da lymphangiomatöse Carcinosen durchaus bekannte Erscheinungen sind, werden die geschilderten Beobachtungen ohne weiteres verständlich. Wegen ihrer klinischen Komplikationen erhalten sie aber über ihren Wert als Besonderheiten malignen Wachstums zusätzliche Bedeutung. Das trifft entsprechend für den thrombotischen Lymphgefäßverschluß zu. Im Hinblick auf die sog. idiopathischen Jugularis- bzw. Subclavia-Thrombosen ist zu empfehlen, zur Vervollständigung der jeweiligen Befunde auch das Halslymphsystem zu revidieren, um derartige Vorkommnisse nicht zu übersehen.

F. Die Röntgendarstellung der thyreoidalen und cervicalen Lymphwege

Es gelang erstmals, mit der intraparenchymatösen Injektion geeigneter Kontrastmittel sowohl die intra- wie auch die extrathyreoidalen Lymphwege postmortal am menschlichen Organ auf der Röntgenplatte abzubilden [75, 76]. Da die Darstellung der Lymphbahnen via Schilddrüsenparenchym gelingt, bieten sich für das Verfahren die Bezeichnungen „indirekte Angiographie der thyreocervicalen Lymphwege" bzw. „thyreogene cervicale Lymphangiographie" an.

Mit molekulardispersen Kontrastmitteln (z. B. Urografin) ließen sich Lymphgefäße augenfällig weder postmortal noch intravital beim Menschen darstellen. Vielmehr wurde der Schilddrüsenkörper selbst und ggf. pathologische Strukturveränderungen in ihm abgebildet. Diese Art der röntgenographischen Schilddrüsendarstellung bezeichneten wir als „Thyreographie" in Anlehnung an ähnliche gebräuchliche Begriffe der Radiologie [75].

Die Injektionsverfahren der thyreoidalen Lymphangiographie sowie der Thyreographie wurden in den entsprechenden Abschnitten des Kapitels C, S. 16 beschrieben. Ebenfalls sind dort die Einzelheiten über die verwendeten Kontrastmittel aufgeführt.

F 1. Die indirekte cervicale Lymphangiographie

Seitdem KINMONTH 1952 [140] die direkte Lymphangiographie beschrieben hatte, ist sie zu einem vielgeübten Untersuchungsverfahren einzelner klinischer Fachrichtungen geworden. Das einschlägige Schrifttum ist in den letzten Jahren stark angeschwollen. Zur Orientierung verweisen wir auf die monographischen Darstellungen von WEISSLEDER [288] und FISCH [85].

Für die indirekte Lymphangiographie wurde bisher im Schrifttum keine brauchbare Methode weder für das Tierexperiment noch für die Klinik entwickelt, obwohl man für sie gegenüber der direkten mehrere bedeutsame Vorteile aufzählen könnte (DANESE et al. [54]).

Im Mittelpunkt der Schwierigkeiten und Bemühungen um eine Lösung steht die Suche nach einem geeigneten Kontrastmittel (ZOLOTUKHIN [305], DANESE et al. [54], OLSSON [197]).

Auch eine indirekte Angiographie des cervicalen Lymphgefäßsystems konnte bisher noch nicht in zufriedenstellender Weise erreicht werden. Zwar berichtet ABELLO [1] über Darstellungsversuche am cervicalen Lymphbahnapparat nach der Injektion eines wäßrigen Kontrastmittels in das Tonsillenbett. Die veröffentlichten Abbildungen erscheinen jedoch noch nicht vollkommen. In eigenen Versuchen am Obduktionsmaterial konnte vom Tonsillenlager aus keine erfolgreiche Lymphbahndarstellung des Halses erzielt werden.

Durch die retroauriculäre subcutane Injektion von radioaktivem ^{198}Goldkolloid umging SCHWAB [245] die skizzierten Schwierigkeiten und erreichte eine „szintigraphische Darstellung des cervicalen Lymphsystems". Bei diesem Verfahren ist eine Injektionslösung mit bestimmter Teilchengröße (in diesem Fall 5—15 mµ) Voraussetzung für ihr Gelingen. Für die klinische Diagnostik bedeutet die cervicale Szintigraphie sicher einen Fortschritt. Momentan sind ihr noch gewisse Grenzen gesetzt, da 30—50% des injizierten Goldkolloids am Injektionsort verbleiben und die Reste vornehmlich in den supraclaviculären Lymphknoten gespeichert werden sollen. Bei Injektionen in supraglottische Bereiche bestimmte WELSH [289] 92% des Kolloids in homolateralen cervicalen Knoten und 6,2% in den supraclaviculären Knoten, bei Einspritzungen in die Subglottis waren 96% paratracheal, 0,4% supraclaviculär und nur 0,04% in der jugularen Knotenkette nachweisbar.
Nach VANDOR u. SZABO [280] sind markierte Silberkolloide vorteilhafter für die indirekte Isotopenlymphographie im Kopf-Halsbereich als Goldkolloide.

F 2. Die direkte cervicale Lymphangiographie

In dem Bemühen, den Halslymphapparat röntgenographisch sichtbar zu machen, modifizierten einige Autoren die Technik der direkten Lymphangiographie entsprechend den örtlichen Verhältnissen. YANNOULIS u. SFOUNGARIS [299] sowie FISCH u. DEL BUONO [86] füllten das cervicale Lymphsystem nach retroaurikulärer Gefäßfreilegung direkt mit öligem Kontrastmittel. Eine solche Technik nimmt 1—1,5 Std in Anspruch, da zunächst subtil präpariert, dann vorsichtig und langsam (meist mit entsprechendem Injektionsgerät) das Kontrastmittel injiziert werden muß. Zur Beurteilung zieht man, wie bei den entsprechenden Lymphgefäßdarstellungen in anderen Körperregionen, die sog. „Füllungs-" und „Speicherbilder" heran. In einer eindrucksvollen Abhandlung stellte FISCH [85] kürzlich seine Erfahrungen mit dieser Methode zusammen.

F 3. Die indirekte Angiographie der thyreocervicalen Lymphwege

Die Erfahrungen aus den Lymphbahndarstellungen mit Tuscheinjektionen ließen eine Angiographie der Halslymphbahnen über die Schilddrüse erreichen (EICKHOFF u. HERBERHOLD [76]). Bezüglich der Injektionstechnik und der verwendeten Kontrastmittel verweisen wir auf Kapitel C, S. 16.

F 3.1. Das röntgenographische Bild der intrathyreoidalen Lymphwege

Auf den Bildern des zarten intrathyreoidalen Lymphbahnnetzes ist deutlich auszumachen, daß sich zwei Bahngeflechte überlagern. Man erkennt ein äußerst feinmaschiges Netz, das durch optische Verschmelzung fast schleierartig wirkt, und ein grobmaschiges, das aus überwiegend radiären Zügen aufgebaut ist. Das wird besonders deutlich bei Lupenbetrachtung des Röntgenbildes (Abb. 4). Verglichen mit den Ergebnissen der histologischen Schnittserien des tuscheinjizierten Materials kann das feinmaschige Netz mit gefüllten perifollikulären und -lobulären intrathyreoidalen Lymphwegen identifiziert und das grobe mit den trabekulären Lymphbahnen gleichgesetzt werden.

Es besteht im Schrifttum Meinungsverschiedenheit darüber, ob die intrathyreoidalen Lymphwege rundliche, schlauchartige Gebilde sind, ob sie die Form von Sinus besitzen oder gar die Follikel bzw. Lobuli als Schalen- bzw. Halbschalen umgeben (vgl. S. 33). Die Röntgenbilder gestatten, eindeutige Aussagen zu machen. Bei der angiographischen Darstellung der intrathyreoidalen Lymphwege lassen sich schalenartige Strukturen nicht entdecken, dagegen weisen Einzelabschnitte der beschriebenen Netzzeichnungen deutliche Kaliberunterschiede auf. Es wechseln haarfeine mit flachen, breiteren Strecken ab. Insgesamt ergibt sich ein Bild von sinusartigen, schmalflächigen intrathyreoidalen Lymphwegen. Das entspricht genau der Vorstellung, wie sie nach den Tuscheversuchen entwickelt werden konnte.

F 3.2. Die Lymphwege des Schilddrüsenisthmus

Auf den lymphangiographischen Bildern füllen sich die Isthmuslymphbahnen mehr oder weniger komplett an. Es scheint nicht möglich zu sein, über sie eine vollständige Darstellung der Bahnen des Gegenlappens zu erreichen. Diese Feststellung betrifft die Verhältnisse an der Leiche, die sich mit den Bedingungen in vivo nicht zu decken brauchen. Letzten Endes ist die Existenz von querverbindenden Lymphbahnen im Isthmus wichtiger als die experimentelle Möglichkeit einer kompletten kontralateralen Lymphbahnfüllung (vgl. BARTELS [10, 11]).

F 3.3. Die Ursprungsstellen der extrathyreoidalen Lymphgefäße an der Schilddrüsenoberfläche

Die Röntgenbilder nach intrathyreoidalen Kontrastmittelinjektionen zeigen die gleichen Austrittsstellen der Lymphgefäße an der Schilddrüsenoberfläche, wie sie die Tuscheversuche nachgewiesen hatten (vgl. E 2, S. 44).

Die Trabantengefäße der A. und V. thyreoidea superior sind die stärksten und zahlreichsten. Es folgen die Begleitgefäße der A. thyreoidea inferior an der Mitte der Seitenkante und der V. thyreoidea inferior am unteren äußeren Pol. Die selbständigen Gefäße von den Innenkanten der oberen und unteren Pole sind, wie in den Tuscheversuchen, nur zart zu erkennen, manchmal kommen sie auch nicht zur Darstellung (Abb. 14—18, 20, 21).

F 3.4. Das röntgenographische Bild der extrathyreoidalen Lymphgefäße

Durch technische Unzulänglichkeiten, die in erster Linie die Kontrastmittel betreffen, blieben die angiographischen Bilder der ableitenden Lymphgefäße leider unvollständiger als nach den Tuschefüllungen. Entscheidend für diese Differenz bei der postmortalen Lymphgefäßdarstellung ist der Viscositätsgrad der Kontrastmittel [76].

Während sich die wäßrige Tuschelösung ohne besondere Schwierigkeiten bis zum Venenwinkel vorantreiben ließ, war mit den Bariumsulfat- bzw. Broncho-Abrodil-Suspensionen eine Lymphgefäßfüllung über die erste Lymphknotenstation hinaus kaum zu erzielen. Bis zu dieser Grenze waren die angiographischen Bilder identisch mit dem präparatorisch verifizierten System.

F 4. Die Thyreographie

Durch die sog. Thyreographie lassen sich Form, Größe und Lage einer Schilddrüse in vivo dokumentieren [75]. Die Konturen des injizierten Schilddrüsenkörpers werden gut abgegrenzt sichtbar. Auf welche Weise der Kontraststoff sich in der menschlichen Schilddrüse verteilt und auf welchen Wegen (hämatogen oder lymphogen) er in der in vivo beobachteten kurzen Zeit von 2 min die Schilddrüse verläßt, kann vorläufig nicht geklärt werden. Vor der Tatsache, daß sich die Schilddrüse durch diese Methode darstellt, erscheint die Beantwortung dieser Frage vorläufig zweitrangig.

Neben der äußeren Gestalt der Schilddrüse zeichnet die Thyreographie etwaige grob-pathologische Strukturveränderungen im Organparenchym ab. Knotige bzw. cystische Veränderungen sondern sich im Röntgenbild deutlich von den normalen Bezirken und können ohne weitere Hilfsmittel lokalisiert werden (Abb. 3).

Eine situsgerechte Bestätigung der Röntgenbilder konnte durch die nachfolgende Präparation des resezierten und injizierten Schilddrüsenteils gefunden werden. Es zeigten sich makroskopisch jeweils die bereits thyreographisch abgebildeten Gewebsveränderungen.

Eine röntgenographische Differenzierung von knotigen und cystischen Gebilden ließ sich nur dann durchführen, wenn zufällig das Kontrastmittel in das Zentrum einer pathologischen Gewebsveränderung injiziert worden war. Eine Cyste füllte sich wie eine Blase weitgehend homogen an, während innerhalb eines Adenomknotens Extravasate entstanden. Diese letzte Beobachtung überrascht nach unseren Überlegungen zu den histologischen Befunden nicht. Der Adenomknoten konnte praktisch als lymphcapillarfrei erkannt werden, so daß ihm das verzweigte und organisierte Transportsystem mangelt und die Extravasate entstehen müssen.

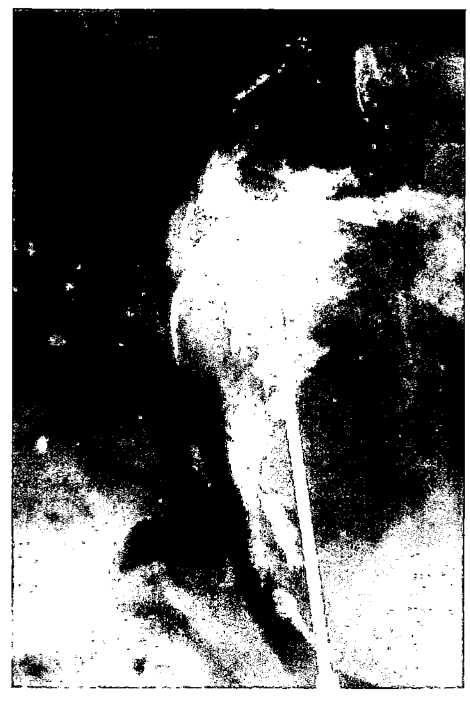

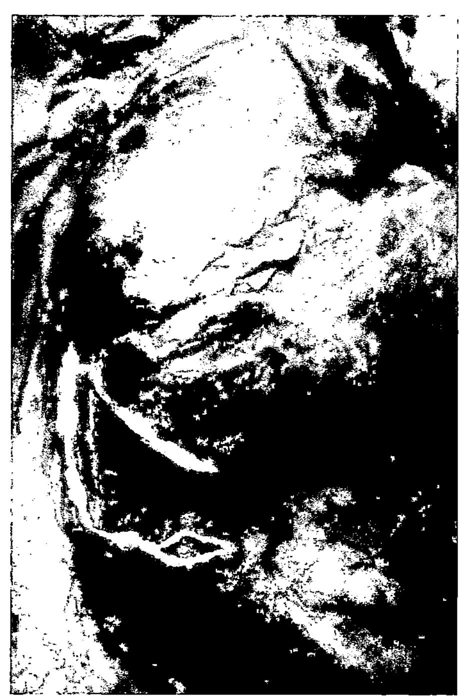

a

b

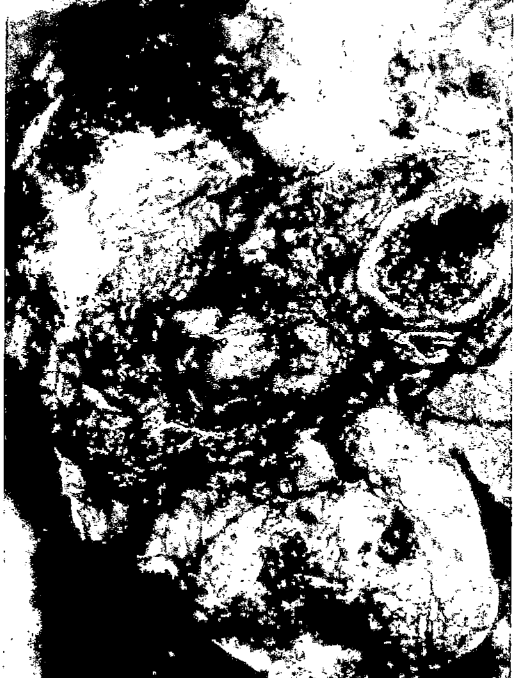

c

Abb. 29 a—c. Indirekte Lymphangiographie (Bariumsulfat), postmortal, Mensch. Vergleich von angiographischem Bild mit nachträglich dargestelltem Situs und Frontalschnitt durch die Schilddrüse. a Bogenförmige intrathyreoidale Kontrastmittelverteilung; extrathyreoidale Lymphgefäße- und -knoten. b Struma nodosa mit durchschimmerndem Kontrastmitteldepot und ableitenden Lymphgefäßen. c Frontalschnitt. Das Kontrastmittel hat sich in den „Pseudokapseln" der Strumaknoten verteilt

Nach postmortaler interstitieller Injektion einer strumös entarteten Schilddrüse
mit Bariumsulfat ergaben sich ähnliche Befunde (Abb. 29). Neben der Darstellung
der Lymphgefäße hatten sich Extravasate ausgebildet, die sich größtenteils kreis-
bzw. schalenartig angeordnet hatten. Auf dem Frontalschnitt durch die Schilddrüse
wird die Situation deutlich.

Die mögliche klinische Bedeutung einer Thyreographie ist vom Patho-
logen in ihrer Reichweite nicht vollständig zu überblicken. Da im Schrifttum
immer wieder Vorschläge auftauchen, eine radiologische Darstellung der
Schilddrüse neben der üblichen Szintigraphie vorzunehmen, kann eine Stellungnahme zu den wesentlichen Eigenschaften dieser Methode auf Grund
der eigenen Erfahrungen gerechtfertigt werden.

Die Anwendung scheint besonders für den Chirurgen vorteilhaft, da es
mit ihr möglich ist, eine genaue präoperative Orts- und Größendiagnose
der Schilddrüse zu stellen. Außerdem können veränderte Organbezirke vor
der Operation bereits genau lokalisiert werden. In der Ausführung ist die
Thyreographie denkbar einfach. Sie nimmt nur wenige Minuten in Anspruch und kann ohne spezialisierten apparativen und personellen Auf-
wand, wie er nur an den großen Kliniken zur Verfügung steht, erreicht
werden.

G. Volumen und Inhalt der thyreoidalen und cervicalen Lymphgefäße

Es ist zu klären, welche Maßangaben zu Volumen und Ausflußmenge
des thyreoidalen und cervicalen Lymphbahnsystems erwartet werden können und welcher Wert Zahlenangaben beizumessen ist. Auf Grund der
morphologischen Eigenschaften der Lymphbahnen (Dehnungsfähigkeit und
Anastomosenreichtum) sowie des vielfältigen Mechanismus der Lymphbildung sind quantitative Angaben zum Volumen des Lymphgefäßsystems nur
als orientierende Richtgrößen anzusehen, die sich bei Eintritt bestimmter
Situationen (Atmung, Stauungen, Entzündungen usw.) erheblich und kurz-
fristig verändern können. Mengenmäßige Bestimmungen der Lymphzusam-
mensetzung unterliegen den gleichen Bedenken, wenn auch nicht im gleichen
Ausmaß. Da Lymphbildung und Substanzaufnahme in den Lymphcapillaren in enger Beziehung zueinander stehen, sind jedoch qualitative Analysen
der Lymphflüssigkeit wirklichkeitsnäher als Volumenbestimmungen (vgl.
D 4, S. 40).

G 1. Das Ausflußvolumen der thyreoidalen und cervicalen Lymphe

Messungen des Ausflußvolumens thyreoidaler und cervicaler Lymphe wurden bislang nicht durchgeführt. Die eigenen Erfahrungen aus den Injektionsversuchen [71, 73, 114] und die Resultate der intraoperativen Punktion der Halslymphgefäße [77] bieten aber Anhalt, Aussagen über die Größenordnung beider Ausflußmengen zu machen.

Bei den Tuscheinjektionen hatten durchschnittlich 25 ml Farbstofflösung je Schilddrüsenlappen genügt, um das thyreoidale und cervicale Lymphgefäßsystem zu füllen [114]. Zur Röntgendarstellung nur des thyreoidalen Systems waren etwa 20 ml Kontrastmittel je Schilddrüsenlappen erforderlich. Von diesen Flüssigkeitsmengen wurde der Großteil der wäßrigen Phase aus den Lymphbahnen wieder ins umgebende Gewebe abgepreßt. Die intravasale Konzentrierung der Kontrastmittelpartikel war ein Grund dafür, daß die Röntgendarstellung des thyreoidalen Systems postmortal nicht vollständig gelang. Danach kann ein Lymphwegvolumen von etwa 10 ml je Lappen einer menschlichen Schilddrüse angenommen werden. Nach Berechnungen von REINWEIN steht dem ein Blutgehalt von $3,5 \pm 2,0^0/_0$ des Drüsengewichts gegenüber [219].

Die Ausflußrate aus den Schilddrüsenlymphwegen pro Zeiteinheit ist sehr gering. Sie läßt sich aus einigen Literaturangaben annähernd berechnen.

Nach GABLER [95] stammen etwa $5^0/_0$ der Ductus thoracicus-Lymphe aus dem Truncus cervicalis. Das Volumen des gesamten Lymphgefäßsystems des Menschen wird mit 1—2 l angegeben (RUSZNYAK et al. [237]). Die Autoren betonen jedoch ausdrücklich, daß die tägliche Durchflußmenge im Ductus thoracicus höher liegt. Unter der Voraussetzung, daß im Tag die gesamte Plasma-Eiweißmenge filtriert und von den Lymphgefäßen wieder rücktransportiert wird, kann man mit den bekannten physiologischen Größen eine Lymphmenge von 6,5 l errechnen, die täglich zum Venensystem zurückfindet (Gesamteiweißgehalt des Blutplasmas 6,55 g-$^0/_0$ bei 69 ml/kg Blutvolumen (Wissenschaftliche Tabellen Geigy, 1964), durchschnittlicher Eiweißgehalt der Ductus thoracicus-Lymphe $4,9^0/_0$). Zu den Meßresultaten von BIERMAN et al. [24], die eine Lymphausflußrate von durchschnittlich 1 ml/kg/h am menschlichen Ductus thoracicus feststellten, was einer Tagesmenge von 1700 ml entspricht, ergeben sich erhebliche Diskrepanzen. Dagegen stehen die Messungen von REINHARDT [218] bzw. WERNZE et al. [290] an Ratten in brauchbarer Näherung. Diese Autoren maßen als tägliche Ausflußmengen aus dem Ductus thoracicus $6,5^0/_0$ des Körpergewichtes bzw. $44,5 \pm 14,4$ ml/kg, was umgerechnet beim Menschen 4,55 oder $3,12 \pm 1,01$ l/24 Std. entsprechen würde. Sonstige Hinweise siehe ZSCHIESCHE [306].

Man findet Berichte darüber, daß die Lymphmenge des Körpers unter bestimmten pathologischen Umständen erheblich zunehmen kann. BOLLMAN u. Mitarb. [31] erzeugten experimentell eine Lebercirrhose und stellten fest, daß allein durch die Leberlymphgefäße täglich die 6- bis 8fache Menge des gesamten Bluteiweißgehaltes ausgeschleust wird. DUMONT et al. erhoben entsprechende Befunde [68]. Wir konnten prinzipiell gleiche Beobachtungen bei Fällen von nichtcirrhotisch bedingtem Coma hepaticum machen. Bei hochgradigem allgemeinem Ikterus waren bei der Obduktion die Lymphgefäße insgesamt extrem gestaut und mit gelblich gefärbter Lymphe prall gefüllt. Die Halslymphbahnen waren in diesen Fällen bereits ohne Injektion der Schilddrüse leicht mit bloßem Auge zu erkennen. Die chromatographischen Untersuchungen dieser Lymphe bewiesen eine hochgradige Verdünnung der Jodaminosäuren im Vergleich zu Normalproben. Genaue Zahlenangaben hinsichtlich der Konzentration der Lymphinhaltstoffe ließen sich leider nicht gewinnen.

Bei der errechneten Lymphmenge von 6,5 l ergeben sich 325 ml/24 Std als Ausflußmenge der Halslymphe. Aktivitätsmessungen nach Gabe von ^{131}Jod weisen aus, daß in der Halslymphe die Schilddrüsenlymphe durchschnittlich um das 60fache verdünnt wird (DANIEL [56]). Danach ergibt sich eine Ausflußmenge von rund 5,5 ml/24 Std an thyreoidaler Lymphe.

Bei der Punktion der Halslymphgefäße unter der Operation ließ sich die Ausflußmenge mit durchschnittlich 5 Tropfen Lymphe pro Minute direkt messen [77]. Das sind etwa 360 ml/24 Std. Dieser Wert stimmt gut mit der Angabe von GABLER [95] überein.

G 2. Der Druck in den Halslymphgefäßen

Direkte Druckbestimmungen an den cervicalen Lymphgefäßen im Verlauf intravitaler Punktionen (EICKHOFF u. HERBERHOLD [77])waren nicht möglich gewesen. Dennoch konnten aus den Meßdaten dieser Versuche Druckwerte bestimmt werden, da sich die Bedingungen der intravitalen Punktionen in einer physikalischen Meßanordnung rekonstruieren ließen. Es wurde dabei der Erfordernisdruck gemessen, der eine Flüssigkeit von gleicher Viscosität und Menge wie die Lymphe durch Punktionskanüle und Katheter treiben konnte.

Daten des Intravitalversuches: Katheterlänge 35 cm, Innendurchmesser 0,4 mm. Höhendifferenz zwischen punktiertem Halslymphgefäß und Katheterendöffnung 8,5 cm.
Physikalische Daten: Die relative Viscosität der Lymphe beträgt nach BURTON-OPITZ und NEMSER [40] beim Hund durchschnittlich etwa 2 cp. Im Experiment wurde eine entsprechend viscöse Natriumcarbonatlösung verwendet (170 g auf 1000 ml Aqua dest., rel. Viscosität 2,092 cp bei 23,8° C).
Versuchsanordnung: Ein Rundkolben mit zwei Öffnungen ist über einen Schlauch mit einem beweglichen Steigrohr verbunden. An der zweiten Öffnung des Kolbens ist der Katheter angeschlossen. Höhendifferenz zwischen Flüssigkeitsspiegel im Vorratsgefäß und Auslaßöffnung des Katheters 8,5 cm. Ablesen der Flüs-

sigkeitsspiegel in Kolben und Steigrohr mit Kathetometer. Messungen bei Zimmer-Temperatur von 23,8 °C.

Unter diesen Bedingungen ist ein Druck von 8,75 cm Wassersäule erforderlich, um eine Ausflußrate von 5 Tropfen/min, wie sie intravital bestimmt wurde, zu bewirken. Bei Berücksichtigung der beobachteten Schwankungen der Tropfenzahl im Intravitalversuch ist in den Halslymphgefäßen ein mittlerer Innendruck (Enddruck) von 10 cm Wassersäule anzunehmen (Abb. 30). Dieser Wert ist mit Angaben der Literatur gut vergleichbar (PAPP [202]; WÉGRIA et al. [287]; ZSCHIESCHE [306]).

Die Reißfestigkeit der Lymphgefäße wurde postmortal am menschlichen Ductus thoracicus bestimmt. Gefäßstücke von 5—12 cm Länge rissen nach einer Belastung von 200—260 g. Bei 89—97% der Endbelastung war die Wandelastizität jeweils überschritten, und Gefäß-teilstrecken dehnten sich auf das Doppelte aus (EICKHOFF, unveröffentlicht).

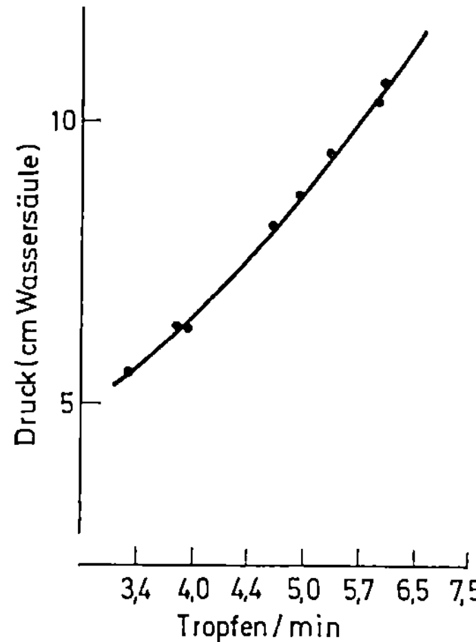

Abb. 30. Beziehung zwischen Druck und Ausflußvolumen eines menschlichen Halslymphgefäßes bei Übertragung der Daten des in vivo-Versuches auf eine physikalische Meßanordnung

G 3. Der Zellgehalt der thyreoidalen und cervicalen Lymphe

Der Gehalt der Lymphe an cellulären Elementen ist allgemein abhängig vom Zellmuster der durchströmten Lymphknoten und der Lymphquell-gebiete. Da das interstitielle Gewebe im allgemeinen frei von mobilen Zellen ist, rekrutiert sich der Zellgehalt der Lymphe überwiegend aus abgeschwemmten cellulären Bestandteilen der Lymphknoten. Nur bei pathologischen Ereignissen im Quellgebiet treten zusätzliche Zellformen auf, wie z. B. Entzündungs- oder Tumorzellen.

Es ist schwierig, eine physiologische Zellzahl der Lymphe anzugeben. Im Schrifttum finden sich mehr Angaben darüber, wieviele Zellen unter außergewöhnlichen Umständen anzutreffen sind. Wir verweisen auf die Zusammenstellung von Literaturbefunden durch RUSZNYÁK et al. [237] und ZSCHIESCHE [306].

Die Ductus thoracicus-Lymphe des Menschen soll 2000—20 000 Lymphocyten/mm³ enthalten (DRINKER u. FIELD [66]). Für die Ratte gibt REINHARDT [218] durchschnittlich 19 050 an. Hinweise auf den Zellgehalt der cervicalen oder thyreoidalen Lymphe wurden nicht gefunden.

Aus diesen Gründen wurde auf systematische Zellzählungen in der Lymphe des Halses unsererseits verzichtet. Um jedoch einen Eindruck vom

Zellmuster in der strömenden Lymphe zu bekommen, fertigten wir Ausstrichpräparate von punktierter Schilddrüsen- bzw. Halslymphe an.

In der postmortal gewonnenen Lymphe fanden sich regelmäßig und überwiegend Lymphocyten, hin und wieder auch einige Granulocyten. Rote Blutkörperchen ließen sich nur ganz vereinzelt nachweisen. Auszählungen mit der Kammer wurden nicht vorgenommen, da das Material a priori infolge intravasaler postmortaler Sedimentation nur ungenaue Angaben erwarten ließ.

Die Lymphausstriche sollten insbesondere hinsichtlich des Problems der Schilddrüsenheterotopien Aufschluß darüber geben, inwieweit eine Verschleppung von Follikelepithelien vorkommen kann. Es ließ sich nachweisen, daß nur nach Massage des Schilddrüsenkörpers Epithelien massenhaft in der Lymphe vorhanden waren. Dies war eine der Grundlagen, den Begriff der „thyreogenen Follikulose" zu prägen (s. E 6.1, S. 61).

Im Hinblick auf die Struma lymphomatosa Hashimoto verdient das Zellbild der thyreoidalen bzw. cervicalen Lymphe weitere Beachtung. In letzter Zeit wird immer mehr angenommen, daß zellständigen Antikörpern wesentliche pathogenetische Bedeutung bei diesem Krankheitsbild zukommt. Diese Antikörper werden u. a. in den Follikelepithelien nachgewiesen. In diesem Zusammenhang ist bedeutsam, daß durch Lymphocyten sensibilisierter Tiere die Autoimmun-Krankheit übertragen werden kann. Demnach kommen Lymphocyten zumindest als Antigenträger in Betracht, wenngleich die reichliche und typische Lymphocytenvermehrung mit Follikelbildungen am Entzündungsort stets in den Randgebieten des Geschehens auch auf eine direkte Beteiligung an der Antikörperbildung schließen lassen. Jedenfalls können bei Vorliegen lymphoider Gewebsveränderungen im Serum dieser Patienten Autoantikörper gefunden werden (SENHAUSER [249]). Abgesehen davon besitzen die lymphoiden bzw. auch die plasmatischen Entzündungszellen zumindest sehr engen räumlichen Kontakt zu den Parenchymzellen (NÈVE [189]). MILLIKAN [179] beobachtete in menschlichen lymphatischen Geweben, daß die Lymphocytenkappe innerhalb eines Lymphfollikels örtliche Beziehungen zu abführenden Lymphgefäßen besitzt, während der helle Pol eines Knötchens gegen die eindringenden Antigene gewandt ist. Werden die tierexperimentellen Befunde der Thyreoditiserzeugung auf den Menschen übertragen, kann eine Ausschwemmung antigenbeladener Lymphocyten aus der Schilddrüse bei unzureichender „Zerstörung" dieser Zellen in der Körperperipherie immer wieder zu neuem Aufflackern der Krankheit führen. Der Nachweis eines derartigen „Antigenkreislaufs" bleibt weiteren Untersuchungen vorbehalten. Eine Zusammenstellung der gegenwärtigen Ansichten zur Struma lymphomatosa gibt MÜLLER [185].

Nach unserer Auffassung hat die Lymphfollikelbildung im Stroma der Schilddrüse mit einer Entzündung nichts zu tun. Weder in der Kinderschilddrüse und erst recht nicht in der Neugeborenen-Schilddrüse sind solche Bildungen anzutreffen. Es ist nicht systematisch untersucht, wann sie im Laufe der Altersentwicklung zuerst auftreten. Soviel läßt sich aber bisher sagen, daß diese zunächst geschlossenen Formationen keine Entzündungsbilder primär abgeben. Über die Ursache des ersten Auftretens dieser Formationen gibt es keine zwingenden beweissichernden Aussagen. Echte Entzündungsbilder treten jedenfalls erst sehr viel später im Krankheitsverlauf bei Gewebsuntergängen auf und den damit verbundenen Auflösungen der Lymphknötchen mit Streuung der Lymphocyten und anderer Rundzellen in die Umgebung. Da diese Entzündung in den degenerativen Feldern der Schilddrüse auftritt und andererseits nie suppurativen Charakter aufweist, ergeben sich hieraus weitere Anhaltspunkte, daß hier Antigen-Antikörper-Reaktionen ablaufen, so daß jetzt erst in diesem Stadium von Entzündung, Immunthyreoiditis, gesprochen werden kann. Vielleicht lassen sich durch Analysen der Schilddrüsenlymphe weitere Aufschlüsse zu dem Problem der Rolle der Lymphfollikel in der Schilddrüse gewinnen.

G 4. Die Inhaltsstoffe der thyreoidalen und cervicalen Lymphe

Analysen cervicaler Lymphe wurden bisher ausschließlich an tierischem Material ausgeführt (CARLSON u. LUCKARDT [41]; RÉNYI-VÁMOS et al. [224, 225]; HEIM [111]; KISFALUDY u. BRAUN [142]; BRAUN et al. [36]; DRINKER u. YOFFEY [67]; FIELD et al. [84]). Soweit ersichtlich, nahm bisher nur die Arbeitsgruppe DANIEL Untersuchungen thyreoidaler Lymphe vor, und zwar ebenfalls an Tieren. Demgegengegenüber wird über die Zusammensetzung der Lymphe des Ductus thoracicus bei Mensch und Tier von zahlreichen Autoren berichtet, deren Ergebnisse von RUSZNYÁK et al. [237] sowie RÉNYI-VÁMOS [225] zusammengefaßt wurden. Neuere Resultate stammen von RETVINSKIJ u. KARPJUK [226]; BERGOVSKY et al. [20]; SZABÓ et al. [270]; CZEIZEL u. Mitarb. [50]; PETERSEN u. OTTOSEN [207]; GABLER et al. [95]; CUDERMAN et al. [49] BLOMSTRAND u. WERNER [27]; SAID u. Mitarb. [238]; VOIGT und Arbeitsgruppe [283] sowie GROH et al. [106].

Sehr ausführlich wurden beim Hund die freien Aminosäuren an verschiedenen Körperstellen vergleichsweise in Blut und Lymphe bestimmt (KISFALUDY u. BRAUN [142]; BRAUN et al. [36]). Glutamin besitzt die höchste Konzentration, es folgen Alanin, Threonin und Leucin mit Isoleucin. Zwischen Blut- und Lymphproben bestehen keine hervorstechenden Unterschiede.

Der Lymphgehalt an jodierten Aminosäuren, die mit dem Schilddrüsenstoffwechsel in enger Beziehung stehen, wurde erstmals von DANIEL und dessen Mitarbeitern an Tieren (Ratte, Katze, Hund, Kaninchen und Affen) untersucht [55, 56, 57, 58, 59, 60, 61]. Nach Radiojodgaben wurden Proben aus Hals- und Schilddrüsenlymphe analysiert. Die Ergebnisse sind eindeutig. Sowohl vor wie nach der Gabe von Thyreotropin (TSH) ist der Spiegel an radioaktivem Jod in den Schilddrüsenlymphbahnen erheblich höher als im venösen Schilddrüsenblut. In den Halslymphstämmen ist der Radiojodanteil derartig verdünnt, daß im Verhältnis zum peripheren Blut ohne TSH-Reiz annähernd gleiche Konzentrationen bestehen (vgl. G 1, S. 75). Der höchste Anteil der Radioaktivität lag in der Lymphe nach chromatographischer Trennung in der Jodproteinfraktion. Es folgten anteilmäßig Thyroxin und anorganisches Jod. Nach Hydrolyse der Proteinfraktion, die als

Thyreoglobulin identifiziert wurde (DANIEL et al. [55]), teilte sich die überwiegende Strahlungsintensität (80%) auf die beiden Jodtyrosine (MIT und DIT), etwa 10% fielen auf die Thyronine und nur 2% blieben für das anorganische Jod.

Im Truncus cervicalis des Hundes hatten bereits 1956 EICKHOFF u. Mitarb. [78] sowie DOBYNS u. HIRSCH [64] einen bedeutend höheren Aktivitätsgrad nach Gabe von ^{131}Jod sowie TSH-Stimulation der Schilddrüsensekretion im Vergleich zum Jugularisblut feststellen können. Die letztgenannten Autoren sahen darüber hinaus, daß im venösen Blut eine Impulssteigerung erst nach etwa 2 Std zu bemerken war (vgl. H 2, S. 87).

Befunde über den Eiweißgehalt der Ductus thoracicus-Lymphe werden häufig beschrieben, z. T. können genaue Fraktionierungen angegeben werden, die eine Vorstellung über das Eiweißspektrum der Lymphe vermitteln (u. a. BERGSTRÖM u. WERNER [21], RÉNYI-VÁMOS [225]).

Die Zusammensetzung der Lymphe des Truncus cervicalis ist nach dem vorliegenden Schrifttum in wenigen Arbeiten ausschließlich beim Tier bestimmt worden [237]. Immunelektrophoretische Analysen ergaben beim Hund die gleichen Proteinfraktionen wie im Blutplasma (SZABÓ et al. [270]). Besondere Bedeutung kommt dem Albumin-Globulin-Quotienten zu, der in der Lymphe konstant über dem des Blutserums liegt. Dieser Sachverhalt trägt maßgeblich zur Erklärung der Lymphbildung im Interstitium bei (vgl. RUSZNYÁK et al. [237]).

Die freien Fettsäuren liegen in der Halslymphe des Hundes niedriger als im Ductus thoracicus bzw. dem peripheren Plasma (PAPP u. MAKARA [201]).

Weitere Analysen der Halslymphe stammen von DRINKER u. YOFFEY [67] sowie von HEIM [111]. Im übrigen geben RUSZNYÁK et al. [237] sowie RÉNYI-VÁMOS [224, 225] zusammenhängende Darstellungen über die bisher bekannten Lymphinhaltsstoffe der Hauptlymphstämme, insbesondere auch über deren Enzymgehalt. Darauf soll nicht detailliert eingegangen werden, da von unserer Seite wegen anderer Fragestellungen keine spezifischen Ergebnisse beigetragen werden können.

In chromatographischen Trennungen der Hormon-Jodsubstanzen von Körperflüssigkeiten bzw. Schilddrüsenhydrolysaten treten fast regelmäßig sog. „unbekannte Verbindungen" auf. Auch wir konnten die gleiche Beobachtung machen [77, 115]. Den ersten Hinweis gaben nach den vorliegenden Unterlagen ROBBINS et al. [229], die außer den charakterisierbaren Jod-Hormonverbindungen eine „compound x" beschrieben. In der Folgezeit mehrten sich die Angaben hierzu, da nicht zu identifizierende Substanzen auf fast allen Chromatogrammen von Schilddrüsenstoffen anzutreffen waren (FLOCK et al. [87]; WYNN u. GIBBS [298]; HORST [123, 124]; HORST u. Mitarb. [125, 126]; KONO et al. [150]; CHAIKOFF et al. [44]; TAUROG et al. [273]; KLEIN [143]; KLEIN u. REINWEIN [145]). Die Substanzflecken auf den Chromatogrammen geben im allgemeinen Jod- und Aminoreaktionen. Manche Autoren halten die Stoffe für Artefakte während der Chromatographie, andere sehen in ihnen Metaboliten bekannter Schilddrüsenstoffe. Es wird sogar angedeutet, daß es sich möglicherweise um noch unbekannte Schilddrüsenhormone handeln könne. Die Zahl der unbekannten Verbindungen wird in den einzelnen Arbeiten unterschiedlich angegeben. Manche Autoren sprechen von einem unbekannten Faktor, andere zählen die Verbindungen „Unbekannt A, B, C, D" auf.

Die sog. „Frontsubstanz" der Papierchromatographie konnten REVICZKY et al. [227] mit Wahrscheinlichkeit als anorganisches Jod determinieren. Eine hinreichende Charakterisierung der anderen unbekannten, chromatographisch nachweisbaren Substanzen oder gar ihre Identifizierung stehen bis heute aus.

Bei Erhebungen an Schilddrüsenresektionspräparaten (EICKHOFF [72]) fiel uns die Diskrepanz zwischen der klinischen Angabe „Hyperthyreose" und dem histomorphologischen Befund von regressivem Strumagewebe ohne Zeichen einer Aktivierung auf. Seinerzeit waren in diesem Zusammenhang die Begriffe der Hyperthyreose und der „Pseudohyperthyreose" einander gegenübergestellt worden. Es drängte sich daher die Frage unmittelbar auf, wodurch die klinisch diagnostizierte Hyperthyreose verursacht sein konnte. Die Möglichkeit einer lymphogenen Ausschwemmung stoffwechselaktiver Substanzen aus der Schilddrüse bot sich an, zumal bekannt war (JOHNSON [128]), daß die venösen Gefäße in der Umgebung eines Strumaknotens an Zahl abnehmen, insgesamt also eine venöse Insuffizienz im Bereiche strumöser Parenchymveränderungen entsteht.

Es gelang, thyreoidale Lymphe zunächst postmortal zu gewinnen und sie anschließend mit der Dünnschichtchromatographie aufzuarbeiten (HERBERHOLD u. NEUMÜLLER [115]). Im Anschluß daran konnte auch bei Strumektomien an euthyreoten Kropfträgern die cervicale Lymphe gesammelt und nachfolgend papierchromatographisch analysiert werden (EICKHOFF u. HERBERHOLD [77]).

G 4.1. Der Aminosäuregehalt der thyreoidalen Lymphe

Auf den Dünnschichtchromatogrammen postmortaler menschlicher thyreoidaler Lymphe ließ sich eine Nachweisgrenze für NH_2-Gruppen von 0,1 γ/Substanzfleck erreichen [115]. Trotz dieser hohen Empfindlichkeit waren mit der benutzten Methode keine freien Aminosäuren weder in der thyreoidalen Lymphe noch in rohen Schilddrüsengewebshydrolysaten nachzuweisen. Geprüft wurde auf die Anwesenheit von Alanin, Dioxyphenylalanin, Tyrosin, Serin, Threonin, Methionin, Glutaminsäure, Asparaginsäure, Lysin, Arginin und Histidin. Die grundsätzliche Existenz freier Aminosäuren in der Halslymphe kann jedoch auf Grund dieser Resultate nicht ausgeschlossen werden.

G 4.2. Die Jodaminosäuren der thyreoidalen und cervicalen Lymphe

Die Papierchromatographie intravital gewonnener menschlicher Halslymphe erbrachte mit Ausnahme des Dijodtyrosin (DIT) das gleiche Resultat wie die Dünnschichtchromatographie thyreoidaler, vom Obduktionsmaterial stammender Lymphe [77].

Das Fehlen des DIT in der Halslymphe kann mit ihrer starken Verdünnung erklärt werden, die sie im Vergleich zur Schilddrüsenlymphe erfährt. Nach DANIEL [56] beträgt der Konzentrationsgradient durchschnittlich 1 : 60.

Die menschliche Schilddrüsenlymphe enthält demnach post mortem wie intra vitam die beiden Hormone Tri- und Tetrajodthyronin (= Thyroxin) (T_3 und T_4), Mono- und Dijodtyrosin (MIT und DIT) sowie anorganisches Jod. Außerdem liegt organisch gebundenes Jod vor, das bei beiden Chromatographiesystemen in Startnähe nachweisbar ist (Abb. 31).

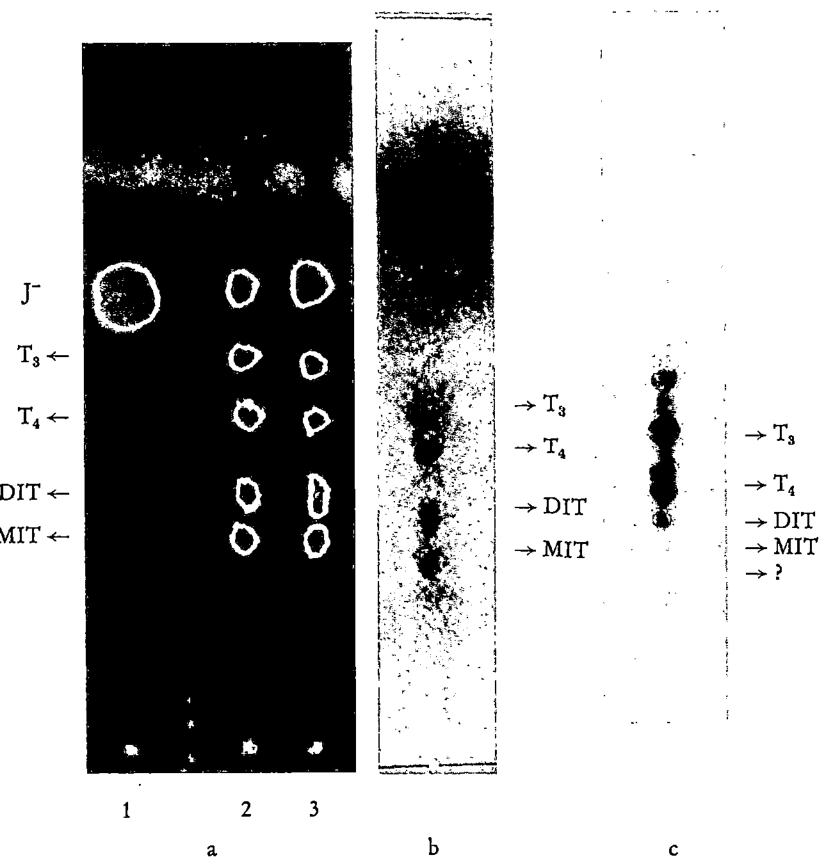

Abb. 31 a—c. Dünnschichtchromatogramme thyreoidaler Lymphe (Kieselgel HF : BuOH : MeOH : 5 n NH₄OH [6 : 2 : 2] : Cer-Arsen-Reaktion zum Jodnachweis). a 1 = Jodid (aus KJ-Lösung); 2 = thyr. Lymphe (postmortal), Butanol-Extrakt; 3 = thyr. Lymphe (postmortal), Butanol-Extrakt. b und c Lymphe, nativ (postmortal)

G 4.3. Unbekannte Verbindungen in der thyreoidalen und cervicalen Lymphe

Die chromatographischen Trennbilder wiesen auch unbekannte Verbindungen auf [77, 115]. In unseren Lymphproben fanden sich zwei nicht näher zu determinierende Substanzen, während die Trennung von Gewebshydrolysaten sie in größerer Zahl nachwies. Wir möchten insbesondere auf die beiden Substanzflecken verweisen, die auf den Trennbildern der Lymphproben entstanden und die sowohl positive Jod- wie Ninhydrinreaktionen (auf Aminogruppen) lieferten. Außerdem besaßen diese beiden Substanzflecken Radioaktivität, wenn Stunden ante mortem eine Tracerdosis ^{131}Jod verabreicht worden war (Abb. 32).

Die beiden unbekannten Substanzen fanden sich auf den Chromatogrammen in Start- bzw. Frontnähe. Der Schluß lag nahe, daß es sich bei der frontnahen Substanz um eine Verbindung von Thyronincharakter, bei der startnahen um eine von Peptideigenschaft handeln könnte in Analogie zum chromatischen Verhalten der charakterisierten Jodthyronine bzw. -proteine.

Versuche, die unbekannten Stoffe durch den chromatographischen Vergleich mit Thyroxinmetaboliten oder -analogen [Di-, Tri-, Tetrajodthyroessigsäure (DIAC, TRIAC, TETRAC), Tri- und Tetrajodthyropropionsäure (TRIPROP und TETRAPROP), Thyramin, Thyronin, Dijodthyrobenzoat und Diäthanolamino-trijodthyroessigsäure] näher zu bestimmen, erbrachten keine weiteren Hinweise.

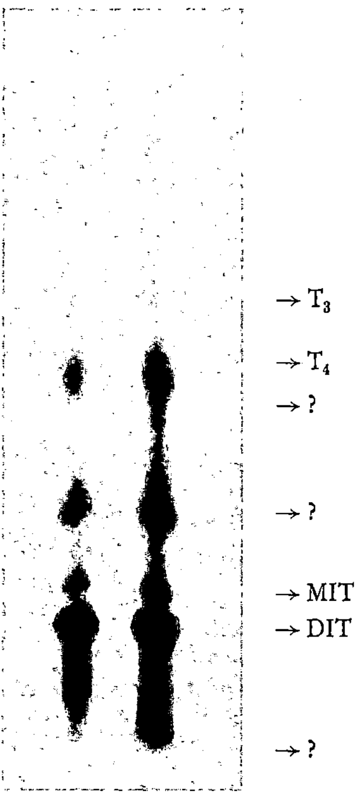

Abb. 32. Butanol-Extrakt von Schilddrüsenhydrolysat (Operationspräparat). Autoradiographie eines Papierchromatogramms verschiedener Auftragsmengen (BuOH : Dioxan : 2 n NH₄OH [4 : 1 : 5, obere Phase])

H. Die Bedeutung des thyreoidalen Lymphbahnsystems

Die Untersuchungen des menschlichen thyreoidalen und cervicalen Lymphbahnsystems brachten Ergebnisse, die teils altes Wissen neu fundierten, teils neue Einblicke in Anatomie, Histologie und Funktion gewährten. Die Erkenntnisse der Morphologie sind Voraussetzungen, um Einblicke in die Funktion der Lymphbahnen zu gewinnen. Die alten bewährten Methoden der anatomischen Grundlagenforschung leiteten unmittelbar zur Lösung von Problemen der modernen Biologie mit neuartigen Verfahren über.

H 1. Die Lymphokrinie der Schilddrüse

Das Problem der thyreoidalen Lymphokrinie ist über das Stadium der Existenzalternative hinaus. Zumindest für einige untersuchte Tiere (Hund, Katze, Kaninchen, Affen, Ratten, Schafe) ist die Lymphokrinie der Schilddrüse nachgewiesen (EICKHOFF et al. [78]; KRACHT et al. [152]; DOBYNS u. HIRSCH [64]; FÖLDI u. KALLEE [88]; PAPP et al. [200]; DANIEL et al. [55, 56, 57, 58, 59, 60, 61]). Für die menschliche Schilddrüse war aber diese Frage zunächst noch offen.

Es galt lange Zeit als unwidersprochenes Charakteristikum endokriner Organe, daß sie ihre Produkte einzig hämatogen dem Organismus zur Verfügung stellen. Trotz reichlichen Befundmaterials, das diese unitaristische Auffassung widerlegt, findet man noch immer wenig Neigung, die gewohnte Auffassung zu ändern. Das betrifft nicht nur allein die Schilddrüse, sondern auch andere endokrine Organe.

Noch 1955 betitelte REIHER [217] eine Arbeit mit der Frage: „Erfolgt ein Hormontransport auf dem Lymphwege?". Nach seinen Untersuchungen gibt der Autor eine bejahende Antwort. Einige Jahre zuvor hatte schon OTTAVIANI [198] von einer „lymphocrinie hypophysaire" gesprochen (1947) und 1951 kennzeichnete er auch die Schilddrüse als lymphokrines Organ [199]. Da die Pankreaslymphe den Blutzucker senkt (BIEDL et al. [23]) und die Lymphe der Ovarien an Tieren einen verfrühten Oestrus verursacht (REIHER [217]), schrieb man diesen Organen ebenfalls lymphokrine Tätigkeit zu.

Mittlerweile vermochten mehrere Autoren hormonaktive Stoffe in organzugehörigen Lymphbahnen an Tieren nachzuweisen (Pankreas: BIEDL [23]; KLUG [149]; Nebenniere: DANIEL et al. [58]; Testes: DANIEL et al. [58]; Ovarien: DANIEL et al. [58]; CZEIZEL [50]; Schilddrüse: EICKHOFF et al. [78]; DOBYNS u. HIRSCH [64]; KRACHT et al. [152]; FÖLDI u. KALLEE [88]; PAPP et al. [200]; DANIEL et al. [55, 56, 57, 58, 59, 60, 61]; Niere: Angiotensin (HIGGINS et al. [119]; LEVER u. PEART [164]). Für den Menschen fehlen solche genauen Befunde, wohl aber weiß man z. B., daß auch bei ihm die Lymphe des Ductus thoracicus den Blutzuckerspiegel zu senken vermag (KLUG [149]).

Bereits recht früh, d. h. zu Ende des vorigen Jahrhunderts, vermutete man in der Schilddrüse einen lymphokrinen Ausschüttungsmechanismus der Inkrete (PODBELSKY [210]; PODACK [209]; BOZZI [34]; HÜRTLE [127]; HORNE [122]; LANGENDORFF [161]; ZIELINSKA [304]; MATSUNAGA [176]; KING [139]; BIONDI [25]), so daß der Streit um die Identität von Kolloid und intrathyreoidalem Lymphbahninhalt entbrennen konnte, der noch bis in die jüngste Zeit anhielt (vgl. BAILLIF [7], RUSZNYÁK et al. [237], FÖLDI et al. [89], EICKHOFF [78], BOYD [33], YOSHIMURA [300]).

Sowohl in der postmortal gewonnenen Schilddrüsenlymphe wie in der intravital gesammelten Halslymphe des Menschen konnten wir neben anderen Jodverbindungen die beiden Schilddrüsenhormone Thyroxin (T_4) und

Trijodthyronin (T$_3$) erstmals nachweisen [77, 115]. Die thyreoidalen Hormone verlassen also auch beim Menschen auf dem Lymphweg die Schilddrüse. Da TAUROG et al. [273] im Vergleich zum Carotisblut höhere PBJ-Werte im Schilddrüsenvenenblut fanden als Ausdruck einer hämatogenen Sekretion, kann von einer Lympho-Hämokrinie der Schilddrüse gesprochen werden. In welchem Verhältnis die beiden Transportwege bei der Hormonausschwemmung benutzt werden, wird weiter unten diskutiert.

Wenn auch die Lymphokrinie der Schilddrüsenhormone für den Menschen bestätigt ist, stellt sich die weitere Frage nach dem Ort der Aufnahme der Inkrete in die Lymphbahnen. Auf den ersten Blick erscheint die Antwort ohne Schwierigkeiten möglich zu sein, dennoch treten Unklarheiten auf. OTTAVIANI [199] sah nämlich in den sog. parafollikulären Zellen die lymphokrinen Elemente der Schilddrüse, da sie besonders engen Kontakt zu den Lymphcapillaren aufweisen würden. Die Rolle der parafollikulären Zellen im Schilddrüsenparenchym ist jedoch noch keinesfalls endgültig geklärt. Während bis vor kurzer Zeit die Mehrzahl der Autoren die parafollikulären Zellen als Äquivalente von Follikelanschnitten deuteten, welcher Meinung wir uns angeschlossen hatten (SCHALLOCK u. GANZ [242]; TONUTTI [278]; EICKHOFF [75]; HERBERHOLD [114]), weisen andere Untersucher neuerdings auf ihre Eigenständigkeit innerhalb des Parenchyms hin (STEINER [265]; SANDRITTER et al. [239]; YOSHIMURA et al. [301]; WISSIG [293]; TASHIRO [272]). Auf Grund cytochemischer Nachweise sieht PEARSE [204] in dieser Zellart sogar die Produktionsstätten des Calcitonins.

Wie die Inkrete das perifollikuläre Bindegewebe erreichen, ist zur Zeit viel besprochener Diskussionspunkt. Sowohl für einen inter- wie für einen transepithelialen Transport sind Stimmen zu finden (LEBLOND u. GROSS [163], WALLER [286], WISSIG [292, 293], NADLER et al. [186], BAUER et al. [15], LUPULESCU [168, 169], HEIMANN [112], BRADLEY et al. [35]). Die Befunde von Fermenten sowohl im Follikelepithel wie auch im Kolloid selbst sprechen für eine enzymatische Aufschlüssung des Speichermaterials vor der Passage (HICKS [118], LINDSAY [165], WOLMAN et al. [296], REINWEIN et al. [220], HARCOURT-WEBSTER et al. [108], DIEZEL [63]). Auf jeden Fall aber nehmen die perifollikulären Lymphcapillaren neben den Jodtyrosinen die fertigen Schilddrüsenhormone auf, und zwar teils in freier und teils in eiweißgebundener Form. Es ist hierbei anzunehmen, daß die Bindungskapazität der Lymphe geringer ist als die des Blutes. Die chromatographischen Untersuchungen sprechen für einen erhöhten Anteil freier Schilddrüsenhormone in der Lymphe. In den minimalen zur Verfügung stehenden Lymphmengen (jeweils 2 µl) ließen sich die freien Hormone bereits fraktionieren, was erst bei Aufarbeitung sehr viel größerer Serummengen gelang. Ähnliche Angaben stammen von DANIEL u. Mitarb. über die tierische Halslymphe. Neben einer Verschiebung des Verhältnisses eiweißgebundener und freier Inkrete erbrachten die Analysen der thyreoidalen Lymphe am Tier den überraschenden Befund, daß in der Lymphe größere Mengen an Jodhormonen als im Blut zu erfassen sind. Die hohe Konzentrationsdifferenz kann auch ohne Thyreotropin-Stimulation der Schilddrüse nachgewiesen werden (DANIEL et al. [55—58]). Bezogen auf ein bestimmtes Flüssigkeitsvolumen verlassen die Inkrete die Schilddrüse also in weitaus konzentrierterer Form über die Lymphbahnen als über die Blutgefäße. Die Ausflußmenge der Lymphe pro Zeiteinheit ist bisher nicht gemessen worden, kann jedoch annähernd aus Erfahrungen anderer Versuche mit 5,5 ml pro 24 Std bestimmt werden (s. G 1, S. 75).

Die Schilddrüsendurchblutung ist demgegenüber genau festgelegt. Nach Isotopenmessungen wird die Schilddrüse von 10 Volumenanteilen Blut je Minute durchströmt (JONES u. MOLLISON [130]). Bei einem angenommenen Durchschnittsgewicht der menschlichen Erwachsenenschilddrüse von 30 g (EICKHOFF [75]) wären das 300 ml Blut/min.

Die funktionelle Bedeutung der hämatogenen und lymphogenen Ausflußraten mag eine Überschlagsrechnung illustrieren. Gewöhnlich beträgt der PBI-Spiegel 6—8 γ/100 ml Blutserum. Überträgt man den von DANIEL [56] für Katzen bestimmten Konzentrationsgradienten an radioaktivem Jod von etwa 70 : 1 zwischen Schilddrüsenlymphe und Plasma des peripheren Blutes, so würde die thyreoidale Lymphe einen PBI-Spiegel von etwa 7×70 γ %, also rund 500 γ % aufweisen. Nimmt man auf Grund der Injektionsversuche am Menschen ein Lymphvolumen von 10 ml je Schilddrüsenlappen an, so läge ein Absolutgehalt der Schilddrüse an PBI von etwa 100 γ vor. Bei einer Ausschüttung dieses Vorrates, wie sie unter extremen Bedingungen angenommen werden kann, würde sich das Plasma-PBI von 7 γ % auf etwa 11 γ %, d. h. um über 55% in der Peripherie erhöhen. Eine größenordnungsmäßige Bestätigung erfährt diese Überlegung durch Blutanalysen an frettierten Wildkaninchen, deren PBI-Spiegel von 2,6 γ % sogar auf über 5 γ % anstieg (HERBERHOLD u. KREIDLER [116 a]).

Die Schilddrüsenprodukte werden also sowohl hämatogen wie lymphogen dem Blutkreislauf zugeführt. Dem Blutgefäßsystem dürfte dabei mit Vorrang die Aufgabe zukommen, den normalen Hormonspiegel aufrecht zu erhalten (Hämokrinie). Der pro Zeiteinheit hinzukommende Hormonanteil aus den Schilddrüsenlymphbahnen ist äußerst gering zu veranschlagen, so daß er in physiologischen Bereichen kaum eine steuernde Rolle spielen wird. Kommt es aber zu plötzlichen überdurchschnittlichen Belastungen des Organismus, so steht im thyreoidalen Lymphbahnsystem ein „Hormonpool" zur Verfügung, aus dem große Mengen thyreoidaler Stoffe schnell entnommen und der Körperperipherie zugeführt werden können. Die Lymphokrinie der thyreoidalen Hormone deckt also überwiegend den Bedarf des Organismus bei plötzlichen verbrauchssteigernden Milieuänderungen, die das Individuum treffen. Es soll dabei die Frage nicht diskutiert werden, ob äußere oder innere Milieufaktoren unterschiedlich valent sind. Weiterhin bleibt offen, wo die Grenze zwischen echtem Bedarf und überschießender Fehlregulation liegt.

Auf Grund ihrer Versuche kommen PAPP et al. [200] zu der gegenteiligen Ansicht und schreiben der Lymphokrinie die Deckung des Normalbedarfs an Schilddrüsenhormonen zu. Die extrem unterschiedlichen Ausflußvolumina der thyreoidalen Blut- und Lymphbahnen stützen dagegen mehr unsere Auffassung.

Für eine Beurteilung der Verhältnisse am Menschen fehlen die Daten entsprechender Lymphanalysen. Die mehrfach erbrachten Resultate von Schreckexperimenten an Wildkaninchen vermochten jedoch zum Thema Lymphokrinie einen entscheidenden Beitrag zu leisten. Die bisherigen Kenntnisse über die humoralen Veränderungen bei Stress-Situationen stehen mit unseren Befunden in völligem Einklang. Die Zusammenhänge zwischen dem endokrinen System und der sympathischen Neurosekretion beschreibt BRODIE [38]. Dabei wird insbesondere das Zusammenspiel zwischen Schilddrüse und adrenergischem System herausgestellt.

H 2. Der Schwellkörpermechanismus der Schilddrüse und seine Bedeutung in der Stress-Situation

Gerüstaufbau und Angioarchitektur der Schilddrüse besitzen Merkmale, die mit der funktionellen Zweigleisigkeit von Lympho- und Hämokrinie in Verbindung zu bringen sind.

Bei jeder stressartigen Belastung des Organismus ist eine Hyperämie der Schilddrüse, oft bis zum Höchstmaß, zu beobachten. In eindrucksvoller Weise zeigen das zahlreiche Tierexperimente und Befunde an menschlichen Schilddrüsen, die ausführlich an anderer Stelle zitiert sind (EICKHOFF [75]; NEUMANN [188]). Diese Hyperämie der Schilddrüse betrifft das arterielle System, wobei die Capillaren einer Konstriktion unterliegen. Sie setzt unmittelbar mit der Stress-Situation ein, bis zur Reaktion verstreichen meist nur 10—20 sec (FALCONER [81]). Nach einer Erholungszeit von durchschnittlich 2 min ist die ursprüngliche Durchblutung wieder hergestellt, meist jedoch im Reboundeffekt übersteigert. Wesentlich für die Lymphokrinie ist, daß während der adrenergen thyreoidalen Durchblutungsdrosselung die Drüse deutlich anschwillt (MOWBRAY u. PEART [183]).

Der Volumenzunahme der Thyreoidea infolge des stressbedingten Blutandrangs sind aber durch die Organkapsel Grenzen gesetzt. Blutfülle und Kapselwiderstand summieren sich zu erhöhtem Binnendruck im Schilddrüsengewebe. Diese Schrittfolge Stress, aktive Hyperämie und Vermehrung des intrathyreoidalen Gewebsdruckes ist von entscheidender Wichtigkeit für die weiteren Ereignisse. Die intrathyreoidalen Lymphwege sowie das Geflecht der Kapsellymphgefäße werden infolge der hämatogenen Druckzunahme und Raumbeengung komprimiert und entleeren ihr Inkretkonzentrat in die ableitenden Lymphgefäße mit unmittelbar folgender Erhöhung des peripheren proteingebundenen Jods (HERBERHOLD u. KREIDLER [116a]).

Nach Unterbindung der venösen thyreoidalen Gefäße kommt es logischerweise ebenfalls zu einer Ausschüttung der Schilddrüsenlymphe mit enormem Anstieg der PBI-Werte (PAPP et al. [200]).

Diesen komplexen Vorgang versuchten wir mit dem Begriff des „Schwell-körpermechanismus" der Schilddrüse (EICKHOFF [74]) zu umschreiben. Es ist zweifelsohne sinnvoll, zur Erklärung von Funktionsabläufen sich ent-sprechend ausgerichteter Prüfungsmethoden zu bedienen. Es sollte aber auf der anderen Seite nicht vergessen werden, daß Strukturbestandteile und -veränderungen in einem Organ einen Sinn besitzen, der durch genaue Be-obachtungen in vielen Fällen schon vor dem funktionellen Nachweis erkannt werden kann. Besondere Aussagekraft besitzt jedoch die Koordinierung von beobachteten morphologischen Veränderungen zu erwiesenen funktionellen Vorgängen.

Eine solche Kongruenz gelingt im Schreckexperiment am Wildkaninchen. Die Resultate mehrerer voneinander unabhängiger Arbeitsgruppen erlauben, die Folge von Reiz und Hämo-Lymphokrinie mit morphologischen Ver-änderungen der Schilddrüse zu verbinden (EICKHOFF [70]; KRACHT u. KRACHT [151]; MEISSNER et al. [178]; VOSS [284]; SCHÄFER [241]; KEMINGER [136]; HERBERHOLD u. KREIDLER [116 a]).

Eine erhebliche momentane Steigerung des PBI im peripheren Blut nach Schreck-Reiz ist aus zeitlichen Gründen bereits nicht mit einer plötzlich angeregten thyreoidalen Hormonneubildung zu erklären (NORA et al. [192]; FALCONER [81]; FALCONER u. HETZEL [82]). Eine brauchbare Deu-tung hierfür vermag bisher nur der oben definierte Schwellkörpermechanis-mus in der Schilddrüse zu bieten.

Nach TSH-Reiz geht der Erhöhung des Hormonspiegels im peripheren Blut eine PBI-131-Steigerung in der Halslymphe mit Maximum etwa eine halbe Stunde nach dem Reiz voraus (EICKHHOFF et al. [78]; DOBYNS u. HIRSCH [64]; KRACHT et al. [152].

DANIEL u. Mitarb. [56] untersuchten die Schilddrüsenlymphe leider nicht in der ersten Stunde nach dem TSH-Reiz, so daß der Anfangseffekt der lymphogenen Hormonausschüttung bereits zur Zeit ihrer Messungen abgeklungen gewesen sein dürfte. Immerhin lassen ihre Zahlenangaben noch die anschließende Phase rekon-struieren. 65—105 min nach der TSH-Gabe sinken die Aktivitätsraten von ^{131}Jod in der Schilddrüsenlymphe um rund 70%. In der gleichen Zeitspanne verringert sich das Verhältnis der Aktivitätsraten in Schilddrüsenlymphe und peripherem Plasma ebenfalls um 70%. Das bedeutet, daß bei abnehmendem Jodhormonspiegel in der Lymphe die Konzentration in der Peripherie gleich bleibt. Dieses Resultat deckt sich mit den Befunden von KRACHT et al. [152], die eine Verminderung des ^{131}PBI von einem Maximalwert etwa innerhalb einer halben Stunde um 70% ausweisen.

Nach PAPP et al. [200] erfolgt die Hormonsekretion unter Normalbedingungen lymphogen. Die Aktivität von ^{131}PBI ist dann in der Lymphe des Truncus cervica-lis gut viermal höher als im venösen Schilddrüsenblut (Impulse pro Minute und ml). Im Anschluß an TSH-Injektionen übersteigt die Impulsrate im venösen Blut im Gegensatz zu den eigenen und den übrigen zitierten Befunden die der Halslymphe. Wie schon angeführt sprechen auch die unterschiedlichen Ausflußraten der beiden thyreoidalen Gefäßgattungen gegen diese Ansicht (vgl. S. 85).

Lympho- und Hämokrinie der Schilddrüse erfolgen also in zeitlicher Ver-schiebung. Die Wiederauffüllung der Hormonvorräte nach der Entleerung der Lymphbahnen beansprucht längere Zeit, denn auf einen Zweitreiz innerhalb von 4 Std nach Versuchsbeginn ist keine erneute Hormonflut nachzuweisen (SCHÄFER et al. [241]).

Der erste Reiz hat einen „Dammbruch" verursacht und mit einer Flutwelle die thyreoidalen Lymphbahnen ausgespült, der zweite trifft auf keine lymphogenen Reserven mehr und bleibt daher ohne meßbare Wirkung. Selbst angeregte Follikelepithelien vermögen keine plötzliche Erhöhung des Hormonjodspiegels im Blut durch weitere Leistungssteigerung zu erzielen. Eine Adaptation an die Stress-Situation scheidet offenbar zu diesem Zeitpunkt als Erklärung für den negativen Erfolg des Zweitreizes noch aus (FALCONER u. HETZEL [82]).

Die Deutung der Wildkaninchenversuche als Schreckthyreotoxikose ist nicht unwidersprochen geblieben. Es wurde bezweifelt, daß eine echte Hyperthyreose mit aktivierter Schilddrüse infolge des Schreckreizes entsteht BROWN-GRANT [39]; PASCHKIS et al. [203]). Nach OBERDISSE [195] soll die Schilddrüse an den Reaktionen sogar gänzlich unbeteiligt, das Krankheitsbild vielmehr auf eine „unspezifische Alarmreaktion des vegetativen Nervensystems" zu beziehen sein. Die vorliegenden Experimentalbefunde belegen demgegenüber aber die Rolle der Schilddrüse innerhalb des Schrecksyndroms.

Mit OBERDISSE gemeinsam durchgeführte PBI-Bestimmungen im Blut geschreckter Wildkaninchen schienen zunächst unsere frühere Deutung des Schreck-Basedow nicht zu stützen, da 5 min bzw. 2 Std nach dem Fang annähernd gleiche Werte ohne Steigerungstendenz festgestellt wurden. Abermalige Kontrollversuche an frettierten und geschossenen Wildkaninchen, diesmal mit PBI-Messungen in fortlaufenden, kurzfristigen Intervallen bis zu 120 min nach dem Fang bzw. Spätmessungen nach 24 Std erbrachten jedoch nach dem Schreck sofortige, steile PBI-Erhöhungen von Ausgangswerten bei $2,6 \gamma$ % auf Beträge um 5γ %. Bei nicht gehetzten, durch Schuß erlegten Wildkaninchen war der PBI-Spiegel sogar nach 1 min bis auf maximal $16,2 \gamma$ % hochgeschnellt. Durch die Einwirkung des Schusses befanden sich die Tiere in einer extremen, prämortalen Schocksituation. Wurden die Tiere durch Kopfschuß unmittelbar getötet, blieb die PBI-Steigerung aus (HERBERHOLD u. KREIDLER [116a]).

Vor dem Hintergrund dieser Befunde scheint eine Erklärung der Vorgänge weitgehend möglich zu sein. Der archaische Schreck der Wildkaninchen trifft und erregt die sensorischen Empfangsstationen und damit die sympathisch gesteuerten Abwehrsysteme des Organismus höchstgradig. Es kommt zu unmittelbaren adrenergen Reaktionen, die Durchblutungsänderungen in verschiedenen Körperregionen und auch beträchtliche Steigerungen von Lymphvolumina zur Folge haben (DOEMLING u. STEGGERDA [65]). Die Catecholaminwirkung auf die Schilddrüsendurchblutung ist mehrfach geprüft worden (BRODIE [38]; FALCONER [81]; FALCONER u. HETZEL

[82]; HAYS [110]; MOWBRAY u. PEART [183]) und bedingt anerkannter-
maßen eine Drosselung der Blutversorgung mit nachfolgender Anschwellung
des Organs. In dieser Phase wirkt sich der von uns definierte Schwellkörpermechanismus der Schilddrüse aus, wodurch die Ausschwemmung des lymphogenen Hormonpools einsetzt.

In eigenen Untersuchungen gelang es jüngst erstmalig mit einer geeigneten Versuchsanordnung, diese Abläufe am Laboratoriumstier zu rekon-
struieren (KREIDLER [157a]). Durch Stress belastete Ratten (sog. Stress-
Ratten) ließen im Vergleich zu Kontrolltieren einen unmittelbar erhöhten
PBI-Spiegel erkennen. Die gleiche Steigerung des proteingebundenen Jods
trat nach Injektionen von Noradrenalin auf.

Die Schilddrüse steht somit unübersehbar im Mittelpunkt der Ereignisse.
Der Organismus wird mit Schilddrüsenhormonen überschwemmt, so daß
die Bezeichnung Thyreotoxikose durchaus gerechtfertigt ist. Die Thyroxin-
ämie ist in dieser Sofortphase passiver Natur und durch die Durchblutungs-
änderung der Schilddrüse (Schwellkörpermechanismus) hervorgerufen. Diesen Vorgängen folgt mit einer Phasenverschiebung von etwa einer Stunde
eine Periode aktiver Funktionssteigerung des Schilddrüsengewebes, was die
Schilddrüsenblockierungsversuche ausweisen (EICKHOFF [70], KEMINGER
[136]). Die morphologischen Äquivalente der Schilddrüsenaktivierung sind
allgemein anerkannt (u. a. KRACHT u. KRACHT [151]). Ausmaß dieser nachfolgenden Schilddrüsenaktivierung, deren Pathogenese im einzelnen noch
zu klären ist, ist nach den Tierversuchen von Grad und Dauer des Schreckreizes abhängig (einmalig, wiederholt, dauernd). Als Indiz für die Schwere
der Erkrankung konnte der Abstand des Todeseintritts vom Schreckerleb-
nis der Tiere erkannt werden. Überleben die Tiere die Alarmphase, wird
in der Adaptationsphase die Schilddrüsenfunktion durch den Einfluß jod-
haltiger Metabolite (SCHÄFER et al. [241], BONDY et al. [32]) der zuvor
abundanten Hormone auf die Zwischenhirnzentren gedrosselt. Dem entspricht, daß bei menschlicher Thyreotoxikose das TSH im Serum niemals
erhöht, sondern eher erniedrigt nachgewiesen wird (LEMARCHAND-BERAUD
et al. [163a]).

Zum Verständnis des Schrecksyndroms ist es notwendig, von summari-
schen Definitionen des Gesamtkomplexes abzugehen und eher zeitlich ausgerichtete Phasenuntersuchungen durchzuführen. Gegensätzliche Meinungen
und Mißverständnisse in den Begriffen können so im Sinne der Sache über-
wunden werden.

Aus der Sicht der tierexperimentellen Erfahrungen kann das Phänomen
der doppelgleisigen, im zeitlichen Intervall erfolgenden Hormonabgabe
auch für die menschliche Schilddrüse Bedeutung erlangen. Bislang wurde die
Lympho-Hämokrinie in der menschlichen Pathologie nicht in den Kreis
der Diskussionen miteinbezogen. Um mögliche Parallelen anzudeuten, ist
man zunächst darauf angewiesen, nach entsprechenden klinischen Bildern

Ausschau zu halten. In der Tat wird in der Pathogenese des menschlichen Coma basedowicum ebenfalls eine akute Überschwemmung des Organismus mit Schilddrüsenhormonen angenommen, ohne eine excessiv erhöhte Hormonproduktion ursächlich dafür verantwortlich zu machen (KLEINSORG [147]; SCHLOTTSTAEDT u. SMOLLER [244]). Trachealkompressionen mit nachfolgenden Blutungen in die Schilddrüse vermögen bei euthyreoten Patienten ebenfalls akute bedrohliche thyreotoxische Situationen hervorzurufen. Krisen im Gefolge von Schilddrüsenoperationen können durch die unfreiwillige Entleerung der lymphogenen Hormonvorräte infolge der Manipulationen verständlich werden (EICKHOFF et al. [78]; DANIEL et al. [56]; HERBERHOLD et al. [115]), zumal eine unzureichende präoperative Plummerung mit ungenügender Funktionsdrosselung als ein wesentlicher pathogenetischer Faktor für die toxischen Zustände anerkannt ist (GRAB u. OBERDISSE [101]). Daneben deuten Schilddrüsenkrisen nach Abdominaloperationen (BANSI u. WIEDE [8]; KEMINGER [136, 137]) bzw. erhöhte PBI-Spiegel nach verschiedenen operativen Eingriffen ohne gleichzeitige TSH-Steigerung auf zusätzliche extrathyreoidale krankheitsauslösende Wirkungsprinzipien hin (GOLDENBERG et al. [99]). Eine Erklärung finden diese Zustände dadurch, daß es durch den Operationsstress zu übernormaler Catecholaminsekretion kommt, die den Schwellkörpermechanismus der Schilddrüse in Gang bringen kann. Diese Zusammenhänge wiesen die eigenen Versuche nach (KREIDLER [157a]).

Inwieweit der beschriebene zweigleisige Reaktionsmechanismus der Schilddrüse auch bei anderen endokrinen Organen wirksam wird, ist unbekannt. Es mag aber immerhin in die Diskussion gebracht werden, daß nach Gabe von Sulfonylharnstoffen fast ohne Verstreichen einer Reaktionszeit reichlich Insulin ausgeschüttet wird. Wiederholte Verabreichung dieser Substanzen vermag erst nach etwa 24 Std eine erneute Insulinsekretion zu veranlassen. Möglicherweise bewirken die Sulfonylharnstoffe ebenfalls eine Entleerung pankreatischer Lymphbahnen. Da der Wirkungsmechanismus der Sulfonylharnstoffe noch nicht ausreichend geklärt ist (STRAUZENBERG u. HALLER [267]), bleibt zunächst Platz für eine solche Vorstellung. In vielen Punkten weisen die Versuche mit Sulfonylharnstoffen Parallelen zu den entsprechenden Experimenten an der Schilddrüse auf (TSH-Gaben; Schreckexperiment). Erwiesen ist, daß die Pankreaslymphe bzw. die des Ductus thoracicus den Blutzuckerspiegel zu senken vermögen (BIEDL [23]; KLUG [149]). Außerdem existieren in den Inseln präformierte, membranausgekleidete, intercelluläre, spaltförmige Räume, die nicht mit Blutcapillaren identisch sind (ENGELBART et al. [78 a]), sondern am ehesten als Lymphcapillaren angesprochen werden können.

Bei den Schreckexperimenten am Tier wurden bisher eingehend nur die Schilddrüsenreaktionen beobachtet, da sie offenbar die wesentlichen bestimmenden Faktoren für das Erfolgsbild darstellen. Die Frage, wie es zu der initialen Hyperämie in der Schilddrüse kommt, die zumindest die anfängliche Hormonflut aus den thyreoidalen Lymphbahnen bedingt, leitet zu den Problemen der Durchblutungsregulation von Organen über. Die Beziehungen der Autoregulation besonders kapselbesitzender Organe (SCHNEI-

DER [243]) und die Wirkung gefäßaktiver Nebennieren- bzw. Sympathicus-stoffe stehen hierbei im Vordergrund.

I. Rückblick und Ausblick

Die vorgelegten Untersuchungen bezogen sich zunächst auf die Darstellung des Lymphbahnsystems der menschlichen Schilddrüse, das in seinen Anfängen noch nicht eindeutig genug bekannt war [114]. Die ableitenden thyreoidalen Lymphgefäße wurden systematisiert [71]. Ihre Nomenklatur konnte topographischen Befunden angepaßt werden. Der photographischen Dokumentation des gesamten, präparatorisch freigelegten thyreoidalen Lymphgefäßsystems folgte seine röntgenographische Wiedergabe, wodurch die ersten Resultate vollauf bestätigt wurden [75, 76]. Diese Möglichkeit einer Röntgendarstellung der menschlichen Schilddrüse führte einerseits zur Ausführung der „Thyreographie", andererseits zur Abbildung der cervicalen Lymphgefäße mittels intrathyreoidaler Kontrastmittelinjektion.

Die Erfassung des histologischen Wandaufbaues des Lymphbahnapparates von den intrathyreoidalen Capillaren bis zu den cervicalen Gefäßen am Venenwinkel war eine Selbstverständlichkeit. Sie wiederum veranlaßte uns zur Prüfung der Reiß- und Dehnungsfestigkeit der Gefäßwände.

Die anfänglichen, auf morphologische Fragen ausgerichteten Untersuchungen leiteten zu funktionellen Problemen über [72, 74]. Wenn auch aus einigen Beobachtungen des Schrifttums anzunehmen war, daß dem thyreoidalen Lymphbahnsystem besondere Aufgaben zukommen, so war doch der Beweis der Hormonausschwemmung aus der menschlichen Schilddrüse zu erbringen. Der Nachweis des Hormontransports in der thyreoidalen Lymphe gelang mit mikroanalytischen Verfahren [77, 115]. Der Wirkmechanismus der lymphogenen Hormonausschüttung wurde daraufhin in Anlehnung an frühere Experimente zur Schreckthyreotoxikose der Wildkaninchen an Tieren überprüft. Die Ergebnisse ließen Aussagen zur Immediat- oder Alarmreaktion im Falle einer akut einsetzenden Stress-Situation zu. Die Doppelgleisigkeit der thyreoidalen Hormonausschüttung im Sinne einer Lympho-Hämokrinie konnte damit gesichert werden [70, 116a, 157a].

Die Existenz lymphatico-venöser Anastomosen konnte aus eigenen Beobachtungen zusätzlich belegt werden [75, 114]. Die Befunde cellulärer Bestandteile in der thyreoidalen Lymphe führten zur Theorie der thyreogenen Follikulose als einer gutartigen Follikelepithelverschleppung in die Halslymphknoten aus einer nicht-malignen entarteten Schilddrüse [75]. Die Beteiligung der präscalenischen Lymphknoten im Venenwinkel an verschiedenen krankhaften Vorgängen im Organismus konnte in einer Betrachtung der Daniels'schen Biopsie dieser Knoten erneut unterstrichen werden [116].

Es ist allgemein bekannt, daß lymphatisches Gewebe in enger Beziehung zum Lymphgefäßapparat steht. Die Einschaltung von Lymphknoten in die Gefäßstrecken bedeutet sicherlich mehr als nur stationäre Filter für corpusculäre Elemente. Die Knoten sind Proliferationsorte und Zulieferer für Lymphocyten, die durch Massage oder wechselnden intravasalen Druck ausgespült werden können (Schreilymphocytose der Kinder). Was aber bedeuten darüber hinaus Lymphocytenaggregate oder Lymphknötchen im Lymphcapillargebiet? Die angegebenen Funktionen reichen bislang zur Erklärung nicht aus. Bei ihrer wohlgestalteten Form lassen sich diese Formationen einer Entzündung nicht allein zuordnen. Man findet sie nämlich nicht nur in der Struma Hashimoto, sondern auch in manchen anderen Geweben, z. B. in einer Parastruma, im Endometrium, in alten, flächenhaften tuberkulösen Lungennarben usw. In letzteren sind sie z. B. ein Kriterium abgelaufener Entzündung, sozusagen eine postinflammatorische Erscheinung. In der Struma deutet ihr Vorkommen jedoch insbesondere auf präinflammatorische oder immunologische Aufgaben. Man weiß, daß eine Umwandlung des feingeweblichen Aufbaus in Begleitung von Schilddrüsenfunktionsstörungen in eine echte chronische Entzündung mit Vernarbung (eisenharte Struma Riedel) vor sich geht. Im Endometrium dagegen verhalten sich die Lymphknötchen offenbar entzündungsneutral.

Nach den bisherigen Untersuchungen an der Schilddrüse liegt die Vermutung nahe, daß das intrathyreoidale lymphatische Gewebe enge Beziehung zu Autoantikörperbildung und Gewebsabbau aufweist. Hier ist ein weites Feld für Untersuchungen gegeben, wobei der Wert minutiöser Kenntnisse des thyreoidalen und cervicalen Lymphwegsystems für zielgerichtete Eingriffe nicht hoch genug eingeschätzt werden kann.

Untersuchungen am toten Material beschäftigen sich wegen der Natur der Sache hauptsächlich mit anatomischen Fragen. Deren Klärung sind allerdings unersetzliche Voraussetzung und Grundlage für funktionelle Studien in vivo. Das Tierexperiment hat hier manches vorwegzunehmen, ehe man zu Funktionsprüfungen am lebenden Menschen übergeht. Es ist selbstverständlich, daß solche Prüfungen auch nicht unter dem Motto weitgehender Schonung des Patienten vorgenommen werden sollten, da sie den Tatbestand des Experiments nur schlecht verschleiern. Es ist aber sehr wohl denkbar, derartige Fragen zielgerichtet im Verlaufe notwendiger operativer Eingriffe zu prüfen. Hierbei bieten sich während der häufigen Operationen am Hals gute Möglichkeiten zur Gewinnung von Lymphe, deren Untersuchung zahlreiche interessante und dringende Probleme der Lösung näher bringen könnte.

Literatur

1. Abello, J.: Visualización de las amigdalas y linfaticos por la injeccion de sustancias de contraste. Rev. esp. Tuberc. 288, 3 (1959).

1a. Altschul, R.: Endothelium, its development, morphology, function, and pathology. New York: MacMillan 1954.

2. Aristoteles: Historia animalium, Lib. III, cap. VI.

3. Arvay, N., J. D. Picard, J. Babinet et F. Bomsell: Circulation lymphatique normale et pathologique. Angéiologie 15, 35 (1963).

4. Asellius, G.: De Lacteibus sive lacteis venis Quarto Vasorum Mesaroicum genere novo invente. Mediolani (Mailand): Bidellus 1627.

5. Baber, E. C.: Contributions to the minute anatomy of the thyroid gland of the dog. Phil. Trans. B 166, 557 (1876).

6. — Researches on the minute structure of the thyroid gland. Phil. Trans. B 172, 577 (1881).

7. Baillif, R. N.: Cytological changes in the rat thyroid following exposure to heat and cold, and their relationship to the physiology of secretion. Amer. J. Anat. 61, 1 (1937).

8. Bansi, H. W., u. U. Wiede: Akute gefahrvolle Phasen sowie Endzustände von Schilddrüsenerkrankungen. Internist (Berl.) 6, 412 (1965).

9. Bargmann, W.: Histologie und mikroskopische Anatomie des Menschen. Stuttgart: Thieme 1959.

10. Bartels, P.: Über den Verlauf der Lymphgefäße der Schilddrüse bei Säugetieren und beim Menschen. Anat. Hefte 15, 333 (1901).

11. — Das Lymphgefäßsystem. In: v. Bardeleben: Hdb. Anat., Bd. 3, 4. Abt. Jena: Fischer 1909.

12. Bartholinus, Th.: Vasa lymphatica nuper Hafniae in Animalibus inventa, et Hepatis exsequiae. Hafniae: Martzan 1653.

13. — De lacteis thoracis in homine brutisque nuperime observatis. Hafniae: Martzan 1657.

14. — Opuscula nova anatomica de lacteis Thoracis. Hafniae: Martzan 1670.

15. Bauer, W. C., and J. S. Meyer: Origin and fate of colloid droplets of the thyroid gland. A study using iodine-125 electron microscopy autoradiography. Lab. Invest. 14, 1795 (1965).

16. Baum, H.: Können Lymphgefäße direkt in Venen einmünden? Anat. Anz. 39, 593 (1911); 49, 407 (1916/17).

17. —, u. S. Kihara: Untersuchungen über den Bau der Lymphgefäße und den Einfluß des Lebensalters auf diese. Z. mikr.-anat. Forsch. 18, 159 (1929).

18. Becker, W.: Die Klinik der Lymphknotenerkrankungen des Halses. Arch. klin. exp. Ohr.-, Nas.- u. Kehlk.-Heilk. 182, 125 (1963).

19. Belán, A., P. Málek u. J. Kolc: Röntgenkinematographischer Nachweis lymphovenöser Verbindungen im Versuch in vivo. Fortschr. Röntgenstr. 99, 168 (1963).

19a. BENGMARK, S., P. HEIMANN, and B. TENGROTH: The effect of thyrotropin on the growth in tissue culture of thyroid and connective tissue. Acta morph. neerl.-scand. **5**, 361 (1963).

20. BERGOVSKY, E. H., J. H. JACOBSON, and A. P. FISHMAN: The use of lymph for the measurement of gas tensions in interstitial fluid and tissues. J. clin. Invest. **41**, 1971 (1962).

21. BERGSTRÖM, K., and B. WERNER: Proteins in human thoracic duct lymph. Acta chir. scand. **131**, 413 (1966).

22. BHASKARACHARYA, B., M. S. VENKATARAMAN, C. PADMA, and S. SUNDARARAMAN: Direct lymphaticovenous communications demonstrated by lymphangiography. J. Indian med. Ass. **46**, 483 (1966).

23. BIEDL, A.: Über eine neue Form des experimentellen Diabetes. Zbl. Physiol. **12**, 624 (1898).

24. BIERMAN, H. R., R. L. BYRON JR., K. H. KELLY, R. S. GILFILAN, L. P. WHITE, N. E. FREEMAN, and N. L. PETRAKIS: The characteristics of thoracic duct lymph in man. J. clin. Invest. **32**, 637 (1953).

25. BIONDI, D.: Beitrag zur Structur und Function der Schilddrüse. Berl. klin. Wschr. **25**, 954 (1888).

26. BLESSING, M. H., u. F. ZABORSKY: Über den Nachweis von intrathorakalem Schilddrüsengewebe des Hundes mit J 131. Frankf. Z. Path. **75**, 14 (1966).

27. BLOMSTRAND, R., and B. WERNER: Alkaline phosphatase activity in human thoracic duct lymph. Acta chir. scand. **129**, 177 (1965).

28. BLÜMEL, G., u. F. PIA: Experimentelle Untersuchungen zur Frage der Ligatur des Ductus thoracicus. Bruns' Beitr. klin. Chir. **200**, 482 (1960).

29. BOÉCHAT, P.-A.: Recherches sur la structure normale du corps thyroide. Paris: Delahaye 1873.

30. BÖRNER, W.: Die Radiojodspeicherung der Schilddrüse in Abhängigkeit von Alter und Geschlecht. Klin. Wschr. **36**, 1116 (1961).

31. BOLLMAN, J. L.: Liver lymph and intestinal lymph in experimental cirrhosis and ascites. J. Amer. med. Ass. **145**, 1173 (1951).

32. BONDY, P. K., and M. A. HAGEWOOD: Effect of stress and cortisone in plasma PBJ and thyroxine metabolism in rats. Proc. Soc. exp. Biol. (N. Y.) **81**, 328 (1952).

33. BOYD, J. D.: Development of the human thyroid gland. In: The thyroid gland. Hrsg. R. PITT-RIVERS and W. R. TROTTER, Vol. 1. London: Butterworth 1964.

34. BOZZI, E.: Untersuchungen über die Schilddrüse. Histologie-Secretion-Regeneration. Beitr. path. Anat. **18**, 125 (1895).

35. BRADLEY, A. S., and S. L. WISSIG: The anatomy of secretion in the follicular cell of the thyroid gland. III. The acute effect in vivo of thyrotrophic hormone on amino acid uptake and incorporation into protein by the mouse thyroid gland. J. Cell Biol. **30**, 433 (1966).

36. BRAUN, P., M. FÖLDI, S. KISFALUDY u. G. SZABÓ: Über den Gehalt der Lymphe an freien Aminosäuren. Acta med. Hung. **10**, 67 (1956).

37. BRIERLEY, J. B., and E. J. FIELD: The connexions of the spinal subarachnoid space with the lymphatic system. J. Anat. **82**, 153 (1947).

38. BRODIE, B. B.: Interrelationships of catecholamines with other endocrine systems. Pharmacol. Rev. **18**, 273 (1966).

39. BROWN-GRANT, K., G. W. HARRIS, and S. REICHLIN: Effect of emotional and physical stress on thyroid activity in the rabbit. J. Physiol. **126**, 29 (1954).

40. BURTON-OPITZ, R., and R. NEMSER: The viscosity of lymph. J. Physiol. **45**, 25 (1918).

41. CARLSON, A. J., and A. B. LUCKHARDT: On the diastases in the blood and the body fluids. Amer. J. Physiol. **23**, 148 (1908/09).

42. CASIRAGHI, J. C., I. CAPLAN y J. GALPERÍN: Los linfaticos de la glandula tiroides. Rev. Asoc. méd. Argent. **78**, 428 (1964).

43. CAYLOR, H. D., C. F. SCHLOTTHAUER, and J. PEMBERTON: Observations on the lymphatic connections of the thyroid gland. Anat. Rec. **36**, 325 (1927).

44. CHAIKOFF, I. L., A. TAUROG, and J. D. WHEAT: Nature of the I 131 compounds appearing in the thyroid vein after injection of iodide 131. Proc. int. Conf. peaceful uses of atomic energy **12**, 466 (1956).

45. CHEVREL, J. P, G. HIDDEN, J. P. LASSAU, J. H. ALEXANDRE et J. HUREAU: Le drainage veineux et lymphatique du corps thyroide. J. Chir. (Paris) **90**, 445 (1965).

46. CLARK, E. R., and E. L. CLARK: The character of lymphatics in experimental oedema. Anat. Rec. **21**, 127 (1921).

47. — — Observations on living mammalian lymphatic capillaries—their relation to the blood vessels. Amer. J. Anat. **60**, 253 (1936/37).

48. CRUIKSHANK, W.: Geschichte und Beschreibung der einsaugenden Gefäße oder Saugadern des menschlichen Körpers (Übersetzt von CHR. FR. LUDWIG). Leipzig: Weidmann 1789.

49. CUDERMAN, B. S., and K. B. ABSOLON: Effect of intravenous administration of pooled homologous lymph in dogs. Surgery **57**, 275 (1965).

50. CZEIZEL, E., M. HANCSÓK u. I. PALKOVICH: Endogene Oestrogene in der Lymphe. Endokrinologie **45**, 142 (1963).

51. DAALGARD, J. P., and P. WETTELAND: Struma ovarii; a follow-up study of 20 cases. Acta chir. scand. **112**, 1 (1956).

52. DALLA ROSA, L.: Über Lymphgefäßinjektionen. Anat. Anz. Suppl. **18**, 141 (1900)

53. DANESE, C., R. BOWER, and J. HOWARD: Experimental anastomoses of lymphatics. Arch. Surg. **84**, 6 (1962).

54. —, J. HOWARD, and R. BOWER: Lymphangiography by subcutaneous injection of water soluble radiopaque medium. Ann. Surg. **155**, 614 (1962).

55. DANIEL, P. M., B. J. EXCELL, M. M. GALE, and O. E. PRATT: The drainage of thyroid hormone by the lymphatics of the thyroid gland. J. Physiol. **160**, 6 P (1961).

56. —, M. M. GALE, and O. E. PRATT: Radioactive iodine in the lymph leaving the thyroid gland. Quart. J. exp. Physiol. **48**, 138 (1963).

57. — —, L. G. PLASKETT, and O. E. PRATT: On the presence of iodoprotein in thyroid lymph, thyroid venous blood and peripheral blood after thyroid-stimulating hormone. J. Physiol. **165**, 65 P (1963).

58. — —, and O. E. PRATT: Hormones and related substances in the lymph leaving four endocrine glands—the testis, ovary, adrenals, and thyroid. Lancet 1963 I, 1232.

59. — —, L. G. PLASKETT, and O. E. PRATT: Iodoprotein in the thyroid lymph of primates. Nature **198**, 392 (1963).

60. —, O. E. PRATT, J. M. ROITT, and G. TORRIGIANI: The detection of thyroglobulin in the lymph leaving the thyroid gland of the monkey. J. Physiol. **183**, 15 P (1965).

61. — — — — On the presence of thyroglobulin in the lymph leaving the thyroid gland of the rat. J. Physiol. **183**, 33 P (1965).

62. DANIELS, A. C.: A method of biopsy useful in diagnosing certain intrathoracic diseases. Dis. Chest **16**, 360 (1949).

63. Diezel, P. B.: Morphe und Funktion der Schilddrüse. In: Radio-Isotope in der Endokrinologie. Stuttgart: Schattauer 1965.

64. Dobyns, B. M., and E. Z. Hirsch: Iodinated compounds in the lymphatic pathways leading from the thyroid. J. clin. Endocr. 16, 153 (1956).

65. Dömling, D. B., and F. R. Steggerda: Stimulation of thoracic duct lymph flow by epinephrine and norepinephrine. Proc. Soc. exp. Biol. (N. Y.) 110, 811 (1962).

66. Drinker, C. K., and M. E. Field: Lymphatics, lymph and tissue fluid. Baltimore: Williams and Williams 1933.

67. —, and J. M. Yoffey: Lymphatics, lymph and lymphoid tissue. Cambridge (Mass.): Harvard Univ. Press 1941.

68. Dumont, A. E., and M. H. Witte: Significance of excess lymph in the thoracic duct in patients with hepatic cirrhosis. Amer. J. Surg. 122, 4/1 (1966).

69. Ehrhardt, O.: Über die regionären Lymphdrüsen beim Krebs der Schilddrüse. Zbl. Path. 13, 379 (1902).

70. Eickhoff, W.: Schilddrüse und Basedow. Stuttgart: Thieme 1949.

71. — Die abführenden thyreoidalen und cervikalen Lymphgefäße des Menschen. Endokrinologie 43, 1 (1962).

72. — Struma, Hyperthyreose und Pseudohyperthyreose. Endokrinologie 42, 308 (1962).

73. — Das Lymphbahnsystem der menschlichen Schilddrüse. In: Schilddrüsenhormon und Körperperipherie — Regulation der Schilddrüsenfunktion, p. 160. Berlin-Göttingen-Heidelberg: Springer 1964.

74. — Zur Morphologie von Schilddrüse und Struma. Therapiewoche 14, 910 und 1164 (1964).

75. — Die Schilddrüse. München: Barth 1965.

76. —, u. C. Herberhold: Über die indirekte Lymphangiographie des thyreoidalen Lymphbahnnetzes. Dtsch. med. Forsch. 2, 155 (1964).

77. — — Intraoperative Gewinnung menschlicher Halslymphe und papierchromatographische Bestimmung ihres Jodaminosäuregehaltes. Acta endocr. (Kbh.) 49, 466 (1965).

78. —, J. Kracht u. W. Horst: Untersuchungen über den Hormonjodtransport im Lymphsystem des Halses. Verh. dtsch. path. Ges. 40, 265 (1956).

78a. Engelbart, K., G. Arnold u. H. Kief: Ultrastruktureller Funktionswandel der B-Zellen des Rattenpankreas nach Rastinon®. Diabetologia (im Druck).

79. Ernst, S.: Metastasen in den Supraklavikulardrüsen als Fernsymptom von Genitalkarzinomen. Zbl. Gynäk. 55, 2466 (1931).

80. Eustachius, B.: Opuscula anatomica, lib. de vena sine pari. Venetia: Luchinus 1564.

81. Falconer, I. R.: Effects of fear and adrenalin on blood flow from the thyroid vein in sheep with exteriorized thyroids. J. Physiol. 177, 215 (1965).

82. —, and B. S. Hetzel: Effect of emotional stress and TSH on thyroid vein hormone level in sheep with exteriorized thyroids. Endocrinology 75, 42 (1964).

83. Fallopius, G.: Observationes anatomicae ad Petrum Mannam medicum Cremonensum. Paris: Turrisanus 1562.

84. Field, M. E., O. C. Leigh jr., J. W. Heim, and C. K. Drinker: The protein content and osmotic pressure of blood serum and lymph from various sources in the dog. Amer. J. Physiol. 110, 174 (1934/35).

85. Fisch, U.: Lymphographische Untersuchungen über das zervikale Lymphsystem. Fortschr. Hals-Nas.-Ohrenheilk., Bd. 14. Basel: Karger 1966.
86. —, u. M. S. del Buono: Zur Technik der cervicalen Lymphographie. Schweiz. med. Wschr. 93, 994 (1963).
87. Flock, E., J. L. Bollman, J. H. Grindlay, and G. H. Stobie: Partial deiodination of 1-thyroxine. Endocrinology 69, 626 (1961).
88. Földi, M., u. E. Kallee: Autoradiographische Untersuchung des Lymphgefäßsystems der Schilddrüse. Orv. Hetil. 97, 1019 (1957).
89. —, H. Jellinek u. G. Szabó: Untersuchungen über das Lymphsystem der Schilddrüse. Acta med. Acad. Sci. hung. 7, 161 (1955).
90. — Physiologie und Pathologie des Lymphkreislaufes. Verh. dtsch. Ges. inn. Med. 66, 531 (1960).
91. —, I. Rusznyak, and G. Szabó: The role of lymph-circulation in the pathogenesis of edema. Acta med. Acad. Sci. hung. 3, 259 (1952).
92. Fohmann, V.: Anatomische Untersuchungen über die Verbindungen der Saugadern mit den Venen. Heidelberg: Groos 1821.
93. Frey, H.: Die Lymphbahnen der Schilddrüse. Vjschr. Naturforsch. Ges. Zürich 8, 320 (1853).
94. Frogelius, O.: De sero eiusque vasis (1661). In: Haller, A.: Disput. anat. select., Bd. VII, p. 235 (1741).
95. Gabler, W. L., and L. S. Fosdick: Flow rate and composition of thoracic duct lymph with and without cisterna chyle ligation. Proc. Soc. exp. Biol. (N. Y.) 115, 915 (1964).
96. Gellért, A., M. Poberai, J. Nagy, S. Nagy u. J. Lippai: Vergleichende histologische Untersuchungen über die Struktur der Wand der Lymphgefäße, I und II. Acta morph. Acad. Sci. hung. 8, 111 und 391 (1958).
97. Gérard-Marchant, R.: Thyroid follicle inclusions in cervical lymph nodes. Arch. Path. 77, 633 (1964).
98. Gerota, D.: Zur Technik der Lymphgefäßinjektion. Anat. Anz. 12, 216 (1896).
99. Goldenberg, I. S., L. Lutwrak, P. Rosenbaum, and M. Hayes: Thyroid activity at operation. Surg. Gynec. Obstet. 102, 129 (1956).
100. Gould, R. J., and B. Schaffer: The surgical applications of lymphography. Surg. Gynec. Obstet. 114, 683 (1962).
101. Grab, W., u. K. Oberdisse: Die medikamentöse Behandlung der Schilddrüsenerkrankungen. Stuttgart: Thieme 1959.
102. Grau, H.: Prinzipielles und Vergleichendes über das Lymphgefäßsystem. Verh. dtsch. Ges. inn. Med. 66, 518 (1960).
103. —, u. E. Taher: Histologische Untersuchungen über das innere Lymphgefäßsystem von Pankreas und Milz. Berl. Münch. tierärztl. Wschr. 1965, H. 8, 147.
104. —, u. A. Karpf: Das innere Lymphgefäßsystem des Hodens. Zbl. Vet.-Med., Reihe A, 10, 553 (1963).
105. Gricouroff, G.: La thyroidose métastatique bénigne et ses tumeurs. Bull. Ass. franç. Cancer 49, 300 (1962).
106. Groh, J., V. Brzek u. V. Bartoś: Die Elektrolytzusammensetzung der Lymphe des Ductus thoracicus beim Menschen. Acta biol. med. germ. 14, 30 (1965).
107. Haller, A. von: Elementa physiologiae corporis humani. Lausanne: Vandenhoeck und Ruprecht 1757—1766.
108. Harcourt-Webster, J. N., and N. C. H. Stott: Histochemical study of 5-nucleotidase in the human thyroid gland. J. roy. micr. Soc. 84, 155 (1965).

109. Hathaway, B. M.: Innocuous accessory thyroid nodule. Arch. Surg. 90, 222 (1965).
110. Hays, M. T.: Effect of epinephrine on radioiodide uptake by the normal human thyroid. J. clin. Endocr. 25, 465 (1965).
111. Heim, J. W.: On the chemical composition of lymph from subcutaneous vessels. Amer. J. Physiol. 103, 553 (1933).
112. Heimann, P.: Ultrastructure of human thyroid. Acta endocr. (Kbh.) 53, Suppl. 110 (1966).
113. Hellman, T.: Lymphgefäße, Lymphknötchen und Lymphknoten. In: von Möllendorf: Hdb. mikroskop. Anat., Bd. 6/1 (1930) und Bd. 6/4 (1943).
114. Herberhold, C.: Über die intrathyreoidalen Lymphbahnen des erwachsenen Menschen. In: Zilch: Lymphsystem und Lymphatismus. München: Barth 1963.
115. —, u. O.-A. Neumüller: Dünnschichtchromatographische Untersuchungen des Lymphbahninhaltes menschlicher Schilddrüsen. Klin. Wschr. 43, 717 (1965).
116. — Über die Biopsie der Skalenus-Lymphknoten nach Daniels. Med. Welt 19 (N. F.), 315 (1968).
116a. —, u. J. Kreidler: Bestimmung des proteingebundenen Jods im Serum geschreckter Wildkaninchen (in Vorbereitung).
117. Hewson, W.: Experimental inquiries. Part II: A description of the lymphatic system in human subject and other animals. London: Gulliver 1774.
118. Hicks, C. S.: On the innervation and secretory path of the thyroid gland. J. Physiol. 72, 198 (1926/27).
119. Higgins, J. I., J. O. Davis, and S. Urquhart: Increased angiotensin-like activity in thoracic duct lymph of dogs with experimental secondary hyperaldosteronism. Physiologist 5, 157 (1962).
120. His, W.: Über die Entdeckung des Lymphsystems. Z. Anat. Entwickl.-Gesch. 1, 128 (1874).
121. Horne, J. van: Novus ductus chyliferus. Ludg. Batav. 1652 .
122. Horne, R. M.: On colloid in the lymphatics and bloodvessels of the thyroid in goitre. J. Anat. Physiol. 27, 161 (1893).
123. Horst, W.: Neue Ergebnisse der Anwendung von J 131 in Diagnostik und Therapie von Schilddrüsenerkrankungen. Strahlentherapie 94, 169 (1954).
124. — Radiojod in Diagnostik und Therapie der Schilddrüsenneoplasmen. In: Künstliche radioaktive Isotope in Physiologie, Diagnostik und Therapie, Bd. II. Berlin-Göttingen-Heidelberg: Springer 1961.
125. —, H. Heuwieser u. C. Schneider: Ergebnisse der J 131-Radioresektion bei 75 euthyreoten Strumen. Strahlentherapie, Sonderband 43, 316 (1959).
126. — — Radiopapierchromatographische Untersuchungen zur Frage der endokrinen Leistung des Schilddrüsenkarzinoms als Basis der Radiojodtherapie. Strahlentherapie 102, 379 (1957).
127. Hürtle, K.: Beiträge zur Kenntnis des Secretionsvorganges in der Schilddrüse. Pflügers Arch. ges. Physiol. 56, 1 (1894).
128. Johnson, N.: The blood supply of the thyroid gland. Aust. N. Z. J. Surg. 23, 241 (1954).
129. Johnson, R. W. P., and N. C. Saha: The so-called lateral aberrant thyroid. Brit. med. J. 1962 I, 1668.
130. Jones, N. J., and P. M. Mollison: The interpretation of measurement with Cr^{51}-labelled red cells. Clin. Sci. 15, 207 (1956).
131. Jossifow, G. M.: Das Lymphgefäßsystem des Menschen. Jena: Fischer 1930.

7*

132. Kaindl, F., E. Manheimer, L. Pfleger-Schwarz u. B. Thurnher: Lymphangiographie und Lymphadenographie der Extremitäten. Stuttgart: Thieme 1960.
133. Kaiserling, H., u. T. Soostmeyer: Die Bedeutung des Nierenlymphgefäßsystems für die Nierenfunktion. Wien. klin. Wschr. 52, 1113 (1939).
134. Kajava, Y.: Zur mikroskopischen Anatomie des Ductus thoracicus und der Trunci lymphatici des Menschen. Acta Soc. Med. „Duodecim" 3, 1 (1921).
135. Kano, K.: Zytologische Untersuchungen über die menschliche Schilddrüse mit besonderer Berücksichtigung der Ausschwemmung des interfollikulären Kolloids durch die interzellulären Kanälchen. Arch. hist. jap. 4, 245 (1952).
136. Keminger, K.: Thyreotoxische Krisen in der Chirurgie. Klin. Med. 21, 1 (1966).
137. — Koma thyreotoxikum als weniger bekannte Komplikation nach Eingriffen in der Bauchhöhle. Med. Welt 1963, 1148.
138. Kerkhof, P. R., P. J. Long, and J. L. Chaikoff: In vitro effects of thyrotrophic hormone. I. On the pattern of organization of monolayer culture of isolated thyroid gland cells. Endocrinology 74, 170 (1964).
139. King, T. W.: Über die Struktur und Funktionen der Schilddrüse. Schmidts Jb. ges. Med. 24, 260 (1893).
140. Kinmonth, J. B.: Lymphangiography in man, method of outlining lymphatic trunks at operation. Clin. Sci. 11, 13 (1952).
141. Kirschner, H., J. Kracht u. V. Bay: Experimentelle Untersuchungen am Lymphgefäßsystem der Schilddrüse. In: Schilddrüsenhormone und Körperperipherie, p. 155. Berlin-Göttingen-Heidelberg: Springer 1964.
142. Kisfaludy, S., u. P. Braun: Quantitative Bestimmung der Aminosäuren durch Papierchromatographie. Z. ges. inn. Med. 9, 699 (1954).
143. Klein, E.: Der endogene Jodhaushalt des Menschen und seine Störungen. Stuttgart: Thieme 1960.
144. — Biosynthese und Stoffwechsel der Schilddrüsenhormone. Dtsch. med. Wsch. 85, 2016 (1960).
145. —, u. D. Reinwein: Die Jodfraktionen und Jodverbindungen der gesunden menschlichen Schilddrüse. Acta endocr. (Kbh.) 41, 170 (1962).
146. Kleine, H. O.: Die sogenannte Struma ovarii. Arch. Gynäk. 158, 62 (1934).
147. Kleinsorg, H.: Zur Pathogenese und Therapie des Coma basedowicum. Internist (Berl.) 4, 317 (1963).
148. Klemensiewicz, R.: Pathologie der Lymphströmung. In: Hdb. Allg. Path. von Krehl und Marchand, Bd. 2/1. Leipzig: Hirzel 1912.
149. Klug, W. H.: Die Lymphe aus dem Ductus thoracicus, ein Antidiabeticum. Dtsch. Z. Chir. 195, 210 (1926).
150. Kono, T., L. von Middlesworth, and E. B. Astwood: Chemical identification of iodine-containing compounds in human serum. Endocrinology 66, 845 (1960).
151. Kracht, J., u. U. Kracht: Zur Histopathologie und Therapie der Schreckthyreotoxikose des Wildkaninchens. Virch. Arch. 321, 238 (1952).
152. —, W. Horst u. W. Eickhoff: Experimentelle Untersuchungen zur Schilddrüsenhormonkonzentration in der Lymphe. Verh. dtsch. Ges. inn. Med. 66, 374 (1960).
153. Kraus, H.: Theorie über die Kreislaufsteuerung im Bereich zwischen Blut- und Lymphkapillaren auf Grund von Erfahrungen bei der Darstellung von Lymphgefäßen. Berl. Münch. tierärztl. Wschr. 70, 190 (1957).
154. — Das Lymphgefäßsystem in funktionell-anatomischer Sicht. Anat. Anz. 107, 135 (1959).

155. Kraus, H.: Über die Füllbarkeit der Lymphgefäße mit Farblösungen und Unterschiede zwischen den abführenden Lymphgefäßen und den Blutgefäßen. Anat. Anz. 108, 285 (1960).
156. — Zur Morphologie, Systematik und Funktion der Lymphgefäße. Z. Zellforsch. 46, 446 (1957).
157. Krauspe, C.: Über den Flüssigkeitsstoffwechsel im lymphatischen Gewebe. Verh. dtsch. Ges. Path. 60, 298 (1934).
157a. Kreidler, J.: Über den Charakter der hormonalen Sofortreaktion der Schilddrüse im Schreckexperiment. Inaug. Diss., München (in Vorbereitung).
158. Kubik, J., T. Vizkelety u. J. Bálint: Die Lokalisation der Lungensegmente in den regionären Lymphknoten. Anat. Anz. 104, 104 (1957).
159. Kühne, P., u. H. Billion: Die Altersregression der Schilddrüsenfunktion im Radiojodtest. Ärztl. Wschr. 10, H. 3 (1955).
160. Kulenkampff, H.: Acini und Lymphsinus in der Schilddrüse des Neugeborenen. Z. Anat. Entwickl.-Gesch. 115, 82 (1950).
161. Langendorff: Ueber die Function und den Bau der Schilddrüse. Berl. klin. Wschr. 26, 786 (1889).
162. Lanz, T. von, u. W. Wachsmuth: Praktische Anatomie, Bd. 1/2: Hals. Berlin-Göttingen-Heidelberg: Springer 1955.
163. Leblond, C. P., and J. Gross: The mechanism of the secretion of thyroid hormone. J. clin. Endocr. 9, 149 (1949).
163a. Lemarchard-Béraud, Th., A. Vannotti et M. Griessen: Etiologie de l'hyperthyréose. Schweiz. med. Wschr. 97, 1342 (1967).
164. Lever, A. F., and W. S. Peart: Renin and angiotensin-like activity in renal lymph. J. Physiol. 160, 548 (1962).
165. Lindsay, S., and I. M. Arico: Enzyme histochemistry of the human thyroid gland. Arch. Path. 75, 627 (1963).
166. Ludwig, J.: Die Lymphgefäßverbindungen zwischen Ductus thoracicus und supraclaviculären Lymphknoten und ihre Bedeutung für die Krebsmetastasierung. Frankf. Z. Path. 71, 436 (1961).
167. Ludwig, C. F.: Paul Mascagnis Geschichte und Beschreibung der einsaugenden Gefäße oder Saugadern des menschlichen Körpers. Leipzig: Weidmann 1789.
168. Lupulescu, A.: Étude de l'ultrastructure de la thyroide dans la maladie de Basedow et dans le goitre nodulaire. C. R. Soc. Biol. (Paris) 158, 1450 (1964).
169. — Ultrastructure de la thyroide humaine. Experientia (Basel) 21, 8 (1965).
170. MacCallum, W. G.: Die Beziehungen der Lymphgefäße zum Bindegewebe. Arch. Anat. Physiol., Anat. Abt. 1902, p. 273.
171. Magnus, G.: Die Darstellung der Lymphwurzeln in menschlichen und tierischen Geweben, ihr Verhalten in serösen Häuten und ihre Bedeutung für deren Pathologie. Dtsch. Z. Chir. 175, 147 (1922).
172. Mahorner, H. R., H. D. Caylor, C. F. Schlotthauer, and J. Pemberton: Observations in the lymphatic connections of the thyroid gland in man. Anat. Rec. 36, 341 (1927).
173. Mall, G. D.: Über den Wandbau der mittleren und kleineren Lymphgefäße des Menschen. Z. Anat. Entwickl.-Gesch. 100, 521 (1933).
174. Marrocu, F., and F. Cossu: Venolymphatic communication observed during lymphography with an oily contrast medium. Acta Radiol. 2, 205 (1964).
175. Mascagni, P.: Vasorum lymphaticorum corporis humani Historia et Ichnographia. Senis 1787.

176. MATSUNAGA: Die parenchymatösen Lymphbahnen der Thyreoidea und ihre
     Sekretion. Arch. Anat. Physiol., Anat. Abt. 1909, p. 339.
177. McCLURE, C. F. W., and C. F. SILVESTER: A comparative study of the
     lymphatico-venous communications in adult mammals. Anat. Rec. 3, 534
     (1909).
178. MEISSNER, J., J. KRACHT u. W. DILLER: Nachweis der Schreckthyreotoxikose
     des Wildkaninchens mit radioaktivem Jod. Arch. exp. Path. Pharm. 216,
     424 (1952).
179. MILLIKIN, P. D.: Anatomy of germinal centers in human lymphoid tissue.
     Arch. Path. 82, 499 (1966).
180. MOST, A.: Über die Lymphgefäße und Lymphdrüsen des Kehlkopfes. Anat.
     Anz. 15, 387 (1899).
181. — Klinische und topografisch-anatomische Untersuchungen über den Lymph-
     gefäßapparat des Kopfes und des Halses. Allg. Medicin. Zentral-Zeitung
     74, 893 (1905).
182. — Topografie des Lymphgefäßapparates des Kopfes und des Halses in ihrer
     Bedeutung für die Chirurgie. Berlin: Hirschwald 1906.
183. MOWBRAY, J. F., and W. S. PEART: Effects of nor-adrenaline and adrenaline
     on the thyroid. J. Physiol. 151, 261 (1960).
184. MÜLLER, L. R.: Beiträge zur Histologie der normalen und der erkrankten
     Schilddrüse. Beitr. path. Anat. 19, 127 (1896).
185. MÜLLER, W.: Die Struma lymphomatosa und verwandte Erkrankungen an
     der Schilddrüse. 13. Symp. Dtsch. Endokr. Ges., Würzburg 1967 (in Vor-
     ber.).
186. NADLER, N. J., B. A. YOUNG, C. P. LEBLOND, and B. MITMAKER: Elaboration
     of thyroglobulin in the thyroid follicle. Endocrinology 74, 333 (1964).
187. NAWALICHIN, J.: Ueber das Lymphgefäßsystem der Glandula thyreoidea und
     der Brustdrüse. Arch. ges. Physiol. 8, 613 (1874).
188. NEUMANN, K.: Die Morphokinetik der Schilddrüse. Stuttgart: Lehmann 1963.
189. NÈVE, P.: Ultrastructure of the thyroid in a case of Hashimoto goitre.
     Path. europ. 1, 234 (1966).
190. NICASTRI, A. D., F. W. FOOTE, and E. L. FRAZELL: Benign thyroid inclusions in
     cervical lymph nodes. J. Amer. med. Ass. 194, 113 (1965).
191. NIEMINEN, U., C. v. NUMERS u. O. WIDHOLM: Struma ovarii. Acta obstet.
     gynec. scand. 42, 399 (1964).
192. NORA, P. F., A. MITTELPUNKT, H. HALEY, and H. LAUFMAN: Comparison of
     protein-bound iodine in human thyroid vein and peripheral vein blood.
     Surg. Gynec. Obstet. 120, 467 (1965).
193. NORDMANN, M., u. E. LENZ: Der Flüssigkeitswechsel bei Kreislaufstörungen
     mit Lumineszenz an der Strombahn des lebenden Säugetiers beobachtet.
     Zbl. Path. 60, 294 (1934).
194. NUCK, A.: In adenografiam curiosam et uteri foeminei anatomen novam.
     Lugd. Batav. 1695.
195. OBERDISSE, K., u. E. KLEIN: Die Krankheiten der Schilddrüse. Stuttgart:
     Thieme 1967.
196. OEHME, C.: Das Lymphsystem. In: Hdb. norm. path. Physiol., von BETHE-
     BERGMANN, Bd. 6/2. Berlin: Springer 1928.
197. OLSSON, O.: Die Kontrastmittel im klinischen Gebrauch. In: Hdb. med. Radiol.
     (DIETHELM et al.), Bd. III. Berlin-Heidelberg-New York: Springer 1967.
198. OTTAVIANI, G.: Peut-on parler de lymphocrinie hypophysaire? Bull. Histol.
     Techn. Micr. 146 (1947).

199. OTTAVIANI, G.: Ricerche istologiche sulla ghiandola tiroidea in stasi linfatica sperimentale. Fol. endocr. (Roma) 4, 19 (1951).
200. PAPP, M., E. STARK, J. FOELDES u. I. KRASZNAI: Die Bedeutung des Lymphkreislaufes für den Transport des Hormones der Schilddrüse unter Versuchsbedingungen. Z. ges. exp. Med. 136, 169 (1962).
201. —, and G. B. MAKARA: The role of the lymph circulation in free fatty acid transport. Experientia (Basel) 21, 694 (1965).
202. — Die Veränderungen des intralymphatischen Druckes in den großen Lymphstämmen unter experimentellen Bedingungen. Acta med. Acad. Sci. hung. 18, 59 (1962).
203. PASCHKIS, K. E., A. CANTAROW, T. EBERHARD, and D. BOYLE: Thyroid function in the alarm reaction. Proc. Soc. exp. Biol. (N. Y.) 73, 116 (1950).
204. PEARSE, A. G. E.: The cytochemistry of the thyroid C cells and their relationship to calcitonin. Proc. roy. Soc. (London) B 164, 478 (1966).
205. PECQUET, J.: Experimenta nova anatomica, quibus incognitum hactenus chyli receptaculum et ab eo per thoracem in ramos usque subclavios vasa lactea deteguntur. Paris: Cramoisey 1651.
206. PEREMESCHKO: Ein Beitrag zum Bau der Schilddrüse. Z. wiss. Zool. 17, 279 (1867).
207. PETERSEN, P., and P. OTTOSEN: Albumin turnover and thoracic-duct lymph in constrictive pericarditis. Acta med. scand. 176, 335 (1964).
208. POBERAI, M., A. GELLÉRT, J. NAGY, J. LIPPAI, M. KOZMA u. S. NAGY: Vergleichende histologische Untersuchungen über die Struktur der Wand der Lymphgefäße. III. Histologischer Bau der Wand der peripheren Lymphgefäße. Acta morph. Acad. Sci. hung. 11, 229 (1962).
209. PODACK, M.: Beitrag zur Histologie und Funktion der Schilddrüse. Inaug. Diss., Königsberg 1892.
210. PODBELSKY, A.: Über das Vorkommen des Colloids in den Lymphgefäßen der strumös erkrankten menschlichen Schilddrüse. Prager med. Wschr. 19, 197 (1892).
211. POLONSKAJA, R.: Die Lymphgefäße der Schilddrüse und ihr Zusammenhang mit dem Venensystem. Acta anat. jap. 12, 311 (1934).
212. PRESSMAN, J. J., and M. B. SIMON: Experimental evidence of direct communications between lymph nodes and veins. Surgery 113, 537 (1961).
213. PULLINGER, B. D., and H. W. FLOREY: Some observations on the structure and function of lymphatics; their behaviour in local oedema. Brit. J. exp. Path. 16, 49 (1935).
214. REALE, E.: Elektronenmikroskopie der Gefäßwand. Med. Welt 17 (N. F.), 1 (1966).
215. RECKLINGHAUSEN, F. VON: Das Lymphgefäßsystem. In: Strickers Hdb. d. Lehre v. d. Geweben. Leipzig 1871.
216. REGAUD, C., et G. PETITJEAN: Recherches comparatives sur l'origine des vaisseaux lymphatiques dans la glande thyroide de quelques mammifères. Bibliogr. anatomique 14, 256 (1905).
217. REIHER, K. H.: Erfolgt ein Hormontransport auf dem Lymphweg? Endokrinologie 33, 60 (1955).
218. REINHARDT, W. O.: Rate of flow and cell count of rat thoracic duct lymph. Proc. Soc. exp. Biol. (N. Y.) 58, 123 (1945).
219. REINWEIN, D.: Die Hormonsynthese und das Enzymspektrum bei Erkrankungen der menschlichen Schilddrüse. Habil. Schrift, Düsseldorf 1963.
220. —, u. A. ENGLHARDT: Enzymmuster der menschlichen Schilddrüse, I und II. Klin. Wschr. 42, 731 und 736 (1964).

221. Rényi-Vámos, F.: Neue Beiträge und Richtlinien zur Anatomie des Lymph-
     gefäßsystems. Virchows Arch. path. Anat. 328, 503 (1956).
222. — Über einige Probleme der Lymphforschung. Acta morph. Acad. Sci. hung.
     6, 71 (1955).
223. — Das innere Lymphsystem der Organe. Budapest: Akad. Kiadó 1960.
224. —, J. Biró, E. Grasz u. M. Rényi-Vámos: Über den Gehalt der Lymphe
     an alkalischer Phosphatase. Z. ges. exp. Med. 131, 60 (1958).
225. —, Z. Szendrői u. P. Magasi: Die Eiweißfraktionen der Lymphe. Acta
     physiol. Acad. Sci. hung. 6, 409 (1954).
226. Retvinskij, A. N., u. S. A. Karpjuk: Das Gesamteiweiß und seine Fraktionen
     im Blutserum und in der Lymphe bei Elephantiasis (russ.). Klin. Med.
     (Mosk.) 40, 94 (1962).
227. Reviczky, A. L., L. Szántó u. P. Forgács: Die Frontsubstanz der Schild-
     drüsen-Papierchromatogramme. Arzneimittel-Forsch. 13, 72 (1963).
228. Rienhoff, W. F., jr.: The study of the lymphatic system of the thyroid gland
     in dog and man. Anat. Rec. 44, 239 (1929).
229. Robbins, J., J. E. Rall, and R. W. Rawson: A new serum iodine component
     in patients with functional carcinoma of the thyroid. J. clin. Endocr.
     15, 1315 (1955).
230. Rojko, V. A.: Intraorganic lymphatic system of the thyroid gland. Tr.
     Leningr. sanit.-gig. med. Inst. 35, 227 (1956).
231. Rossi, F.: I vasi collettori linfatici tiroidei nei mammiferi. Monit. zool. ital.
     44, 102 (1933).
232. — Ricerche comparative sui vasi collettori linfatici della glandula tiroidea.
     Gegenbaurs morph. Jb. 73, 101 (1934).
233. Roth, L. M.: Inclusions of non-neoplastic thyroid tissue within cervical
     lymph nodes. Cancer (Philad.) 18, 105 (1965).
233a. Rouvière, H.: Anatomie des lymphatiques de l'homme. Paris: Masson
     1932.
234. Rudbeck, O.: Nova exercitatio anatomica, exhibens ductus hepaticos aquosos,
     et vasa glandularum serosa, nunc primum inventa, aeneisque figuris
     delineata. Ariosae: Lauringerus 1653.
235. Ruska, H.: Der Feinbau von Kapillaren. In: Probleme der Haut- und Mus-
     keldurchblutung (Delius u. Witzleb). Berlin-Göttingen-Heidelberg: Sprin-
     ger 1964.
236. Rusznyák, I.: Die Insuffizienz des Lymphgefäßsystems. Verh. Dtsch. Ges.
     inn. Med. 66, 544 (1960).
237. —, M. Foeldi u. G. Szabó: Physiologie und Pathologie des Lymphkreislau-
     fes. Jena: VEB Fischer 1957.
238. Said, S. I., R. K. Davis, and C. M. Banerjee: Pulmonary lymph: demonstra-
     tion of its high oxygen tension relative to systemic lymph. Proc. Soc. exp.
     Biol. (N. Y.) 119, 12 (1965).
239. Sandritter, W., E. Kummer, G. Pillat u. L. Röwe: Zur Histochemie und
     Funktion der parafollikulären Zellen in der Schilddrüse. Klin. Wschr.
     34, 871 (1956).
240. Sappey, P. C.: Description et iconografie des vaisseaux lymphatiques con-
     sidérés chez l'homme et les vertébrés. Paris: 1885.
241. Schäfer, H., C. Voss, H.-J. Henschel u. N. Hartmann: Jodtyrosin-De-
     jodasen im Stoffwechsel der Schilddrüsen-Hormone. Hoppe-Seylers Z.
     physiol. Chem. 341, 268 (1965).
242. Schallock, G., u. H. Ganz: Ein Fall von Lymphangiomatose der Schild-
     drüse. Zbl. Path. 98, 188 (1958).

243. SCHNEIDER, M.: Durchblutung und Sauerstoffversorgung des Gehirns. Arbeitsgemeinschaft f. Forschung des Landes NRW, Heft 164. Köln-Opladen: Westdeutscher Verlag 1966.

244. SCHLOTTSTÄDT, E. S., and M. SMOLLER: „Thyroid Storm" produced by acute thyroid hormone poisoning. Ann. intern. Med. 64, 847 (1966).

245. SCHWAB, W.: Der lymphatische Transport von Radiokolloiden in die bestrahlte und unbestrahlte Halsregion (Szintigraphie des zervicalen Lymphsystems). Z. Laryng. Rhinol. 43, 230 (1964).

246. SEMEINA, N. A.: Connection between the lymphatic system of the human thyroid gland and the larynx. Arkh. Anat. Ghistol. Embriol. 32, 48 (1956).

247. — Lymphatic system in thyroid gland at different ages. Fed. Proc. (Transl. Suppl.) 25, 669 (1966).

248. —, and J. N. ANDRIJUSHIN: The flow of the thyroid gland, pharynx and larynx lymph vessels to the cervical veins. Arkh. Anat. Ghistol. Embriol. 35, 99 (1958).

249. SENHAUSER, D. A.: Immunopathologic correlations in thyroid diseases. In: The thyroid (B. HAZARD and D. E. SMITH), Chapt. 10. Baltimore: Williams and Wilkins 1964.

250. SEROVA, E. V.: Some data to the structure of the lymph system of the Ganglion nodosum of the vagal nerve. Arkh. Anat. Ghistol. Embriol. 35, 96 (1958).

251. SHDANOW, D. A.: Entdeckung des Ductus thoracicus und der wichtigeren Lymphgefäßstämme. Leningr. med. Z. 3, 14 (1949).

252. — Anatomie du canal thoracique et des principeaux collecteurs lymphatiques du tronc chez l'homme. Acta anat. (Basel) 37, 20 (1959).

253. — The microroentgenography method in studies of intraorgan lymphatic capillaries and vessels. Arkh. Anat. Ghistol. Embriol. 35, 108 (1958).

254. — Anatomie des intraorganellen Blut- und Lymphgefäßsystems. Arkh. Anat. Ghistol. Embriol. 32, 28 (1955).

255. — Nouvelles donnés sur la morphologie fonctionelle du système lymphatiques des glandes endocrines. Acta anat. (Basel) 41, 240 (1960).

256. — Die funktionelle Anatomie der Lymphkapillaren. In: BARGMANN: Aus den Werkstätten der Anatomen. Stuttgart: Thieme 1965.

257. — Allgemeine Anatomie und Physiologie des Lymphsystems. Leningrad: Medizin. Verlag 1952.

258. — Senile changes of lymphatic capillaries and vessels. Arkh. Anat. Ghistol. Embriol. 39, 24 (1960).

259. — Zur Lösung der Streitfragen über die funktionelle Morphologie des Lymphgefäßsystems. Anat. Anz. 111, 17 (1962).

260. — Über einige histomorphologische Eigentümlichkeiten der Wand von Lymphgefäßen. Anat. Anz. 78, 431 (1934/35).

261. — Altersänderungen von lymphatischen Kapillaren und Gefäßen. Arkh. Anat. Ghistol. Embriol. 39, 24 (1960).

262. —, and V. A. SHAKHLAMOW: Comparative electrone microskopy study of walls of blood and lymphcapillaries. Arkh. Anat. Ghistol. Embriol. 47, 13 (1964).

263. SHMERLING, M. D.: Intraorgan lymph system of the thyroid gland in rabbit under normal conditions and in experiment. Arkh. Anat. Ghistol. Embriol. 35, 49 (1958).

264. SISSON, J., R. W. SCHMIDT, and W. H. BEIERWALTES: Sequestered nodular goiter. New Engl. J. Med. 270, 927 (1964).

265. Steiner, H.: Zum Problem der parafollikulären Zellen der menschlichen Schilddrüse im Rahmen von Nachkriegskröpfen. Wien. Z. inn. Med. 29, 172 (1947).
266. Sträuli, P.: Die supraclavikulären Lymphknoten als Zentrum der lymphogenen Krebsmetastasierung. Schweiz. med. Wschr. 90, 529 (1960).
267. Strauzenberg, S. E., u. H. Haller: Zum heutigen Stand der Kenntnisse und Anschauungen über den Wirkungsmechanismus der peroralen Antidiabetika aus der Sulfonylharnstoffreihe. „Diarium diabeticum" Boehringer 1965.
268. Sugijama, S.: Histological studies of the human thyroid gland observed from the viewpoint of its postnatal development. Ergebn. Anat. Entwickl.-Gesch. 39, H. 3 (1967).
269. —, K. Takeuchi, Y. Aida, and A. Taki: The follicles in the thyroid gland of the newborn child. Okajimas fol. anat. jap. 30, 411 (1958).
270. Szabó, G., J. Gergely, and Z. Magyar: Immunelectrophoretic analysis of the lymph. Experientia (Basel) 19, 98 (1963).
270a. Taillens, J. P.: Anatomical and clinical studies of the cervical lymph node chains. In: Progress in Lymphology. Hrsg. v. A. Rüttimann. Stuttgart: Thieme 1967.
271. Tarchetti, C.: Die Supraclaviculardrüsen in der Diagnose der abdominellen Carcinome. Dtsch. Arch. klin. Med. 67, 574 (1900).
272. Tashiro, M.: Electron microscopic studies of the parafollicular cells in the thyroid gland of the dog. Okajimas Folia anat. jap. 39, 191 (1964).
273. Taurog, A., J. D. Wheat, and I. L. Chaikoff: Nature of the I^{131} compounds appearing in the thyroid vein after injection of iodide-I^{131}. Endocrinology 58, 121 (1956).
274. Teichmann, L.: Das Saugadersystem. Leipzig 1861.
275. Threefoot, S. A., W. T. Kent, and B. F. Hatchett: Lymphaticovenous and lymphaticolymphatic communications demonstrated by plastic corrosion models of rats and by postmortem lymphangiography in man. J. Lab. clin. Med. 61, 9 (1963).
276. Threefoot, S. A., and M. F. Kossover: Lymphaticovenous communications in man. Arch. intern. Med. 117, 213 (1966).
277. Tigerstedt, R.: Die Entdeckung des Lymphgefäßsystems. Skand. Arch. Physiol. 5, 89 (1895).
278. Tonutti, E.: Normale Anatomie der endokrinen Drüsen und endokrinen Regulation. In: Lehrb. spez. path. Anat. (M. Staemmler), Bd. 1/5. Berlin: de Gruyter 1955.
279. Trapp, P.: Nachweis eines lymphovenösen Shunts im Lymphogramm. Fortschr. Röntgenstr. 106, 465 (1967).
280. Vándor, F., u. I. Szabó: Die Isotopen-Lymphographie der Mundhöhlenlymphbahnen. AED-Conf. 1965, 380—11.
281. Verardi, G.: Sui linfatici della tiroide umana. Boll. Soc. ital. Biol. sper. 14, 248 (1939).
282. Vermeulen, H. A.: Können Lymphgefäße direkt in das Venensystem einmünden? Anat. Anz. 49, 583 (1917).
283. Voigt, K. D., M. Apostolakis u. G. Grimmer: Gehalt und Zusammensetzung der Lymph-, Plasma- und Erythrocytenlipide von Ratten nach Zufuhr definierter Fettsäuren. Klin. Wschr. 43, 732 (1965).
284. Voss, Ch.: Vergleichende Untersuchungen über den Serumjodspiegel und die Leberdejodaseaktivität bei verschiedenen Tierarten und bei unterschiedlichen physiologischen und ökologischen Bedingungen. Inaug. Diss., Greifswald 1962.

285. WALLACE, S., L. JACKSON, G. D. DODD, and R. R. GREENING: Lymphatic dynamics in certain abnormal states. Amer. J. Roentgenol. 91, 1187 (1964).
286. WALLER, U.: Zur submikroskopischen Struktur der Rattenschilddrüse. Elektronenmikroskopische Untersuchungen an der Basis des Schilddrüsenfollikels Acta endocr. (Kbh.) 35, 334 (1960).
287. WÉGRIA, R., H. ZEKERT, K. E. WALTER, R. W. ENTRUP, C. DE SCHRYVER, W. KENNEDY, and D. PAIEWONSKY: Effect of systemic venous pressure on drainage of lymph from thoracic duct. Amer. J. Physiol. 204, 284 (1963).
288. WEISSLEDER, H.: Die Lymphographie. Ergebn. inn. Med. Kinderheilk. N. F. 23, 297 (1965).
289. WELSH, L. W.: The normal human laryngeal lymphatics. Ann. otol. 73, 569 (1964).
290. WERNZE, H., J. FUJII u. B. SEMBACH: Der Lymphfluß im Ductus thoracicus unter Angiotensin und Noradrenalin. Z. ges. exp. Med. 139, 70 (1965).
291. WILLIAMSON, G. S.: The applied anatomy and physiology of the thyroid apparatus. Brit. J. Surg. 13, 466 (1925/26).
292. WISSIG, S. L.: The anatomy of secretion in the follicular cells of the thyroid gland. I. The fine structure of the gland in the normal rat. J. biophys. biochem. Cytol. 7, 419 (1960).
293. — Morphology and cytology. In: The thyroid gland (R. PITT-RIVERS and W. R. TROTTER), Vol. 1. London: Butterworth 1964.
294. WITTE, S., u. K. T. SCHRICKER: Mikroskopische Lebendbeobachtungen an Lymphgefäßen. Verh. Dtsch. Ges. inn. Med. 66, 572 (1960).
295. WOLFEL, D. A.: Lymphaticovenous communications; a clinical reality. Amer. J. Roentgenol. 95, 766 (1965).
296. WOLMAN, S. H., S. S. SPICER, and M. S. BURSTONE: Localization of esterase and acid phosphatase in granules and colloid droplets in rat thyroid epithelium. J. Cell Biol. 21, 191 (1964).
297. WOOLNER, L. B., M. L. LEMMON, O. H. BEAHRS, B. M. BLACK, and F. R. KEATING JR.: Occult papillary carcinoma of the thyroid gland: a study of 140 cases observed in a 30-year period. J. clin. Endocr. 20, 89 (1960).
298. WYNN, J., and R. GIBBS: Thyroid degradation. II. Products of thyroxine degradation by rat liver microsomes. J. biol. Chem. 237, 3499 (1962).
299. YANNOULIS, G., u. K. SFOUNGARIS: Über die Lymphangiographie. Z. Laryng. Rhinol. 42, 11 (1963).
300. YOSHIMURA, F.: Demonstration of intracellular canals in thyroid gland cells of rats with high iodide intake. Endocr. jap. 12, 102 (1965).
301. —, T. YONETSU, and M. NAKAMURA: Hormonal regulation of parafollicular cell in thyroid gland. Endocr. jap. 9, 284 (1962).
302. ZAKRZHEVSKII, V. V.: Topography of efferent lymphatic vessels of the human thyroid gland in middle and old age. Arkh. Anat. Ghistol. Embriol. 46, 78 (1964).
303. ZEISS, O.: Mikroskopische Untersuchungen über den Bau der Schilddrüse. Inaug. Diss., Straßburg 1877.
304. ZIELINSKA, M.: Beiträge zur Kenntnis der normalen und strumösen Schilddrüse des Menschen und des Hundes. Arch. path. Anat. Physiol. klin. Med. 136, 170 (1894).
305. ZOLOTUKHIN, A.: Roentgenologic method of examination of the lymphatic system in man and animal. Radiology 23, 455 (1934).
306. ZSCHIESCHE, W.: Zur pathologischen Anatomie der Lymphgefäßinsuffizienz. Nova Acta Leopoldina N. F. 26, Bd. 166. Leipzig: Barth 1963.
307. — Morphologische Untersuchungen zur metastatischen Carcinose des Ductus thoracicus. Z. Krebsforsch. 65, 5 (1962).

Abbildungsverzeichnis

Sachverzeichnis

Herstellung: Konrad Triltsch, Graphischer Betrieb, Würzburg

Experimentelle Medizin, Pathologie und Klinik

Die früheren Bände erschienen unter dem Reihentitel:

Pathologie und Klinik in Einzeldarstellungen